ESSAI

SUR

LES PROPRIÉTÉS MÉDICINALES

DE LA

DIGITALE POURPRÉE.

ESSAI

SUR

LES PROPRIÉTÉS MÉDICINALES

DE LA

DIGITALE POURPRÉE,

PAR F. T. BIDAULT DE VILLIERS,

Docteur en Médecine de la Faculté de Paris, ci-devant Médecin des télégraphiers militaires, etc., etc.

> Πλεῖστα φέρει ζείδωρος ἄρουρα
> Φάρμακα· πολλὰ μὲν ἐσθλὰ μεμιγμένα, πολλὰ δὲ λυγρά.
>
> ΟΜΗΡΟΣ.

TROISIÈME ÉDITION,

REVUE, CORRIGÉE ET CONSIDÉRABLEMENT AUGMENTÉE.

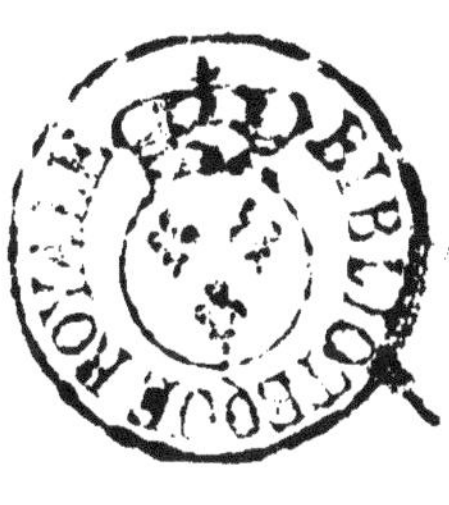

A PARIS,

Chez MÉQUIGNON-MARVIS, Libraire, rue de l'École de Médecine, n° 9, vis-à-vis celle Hautefeuille.

DE L'IMPRIMERIE DE CRAPELET.

1812.

A MONSIEUR

J. J. LEROUX,

DOYEN DE LA FACULTÉ DE MÉDECINE DE PARIS,

PROFESSEUR DE CLINIQUE INTERNE, etc., etc.

MONSIEUR,

PERMETTEZ-MOI de vous offrir l'hommage de l'Essai suivant; c'est par lui que j'ai débuté dans la carrière médicale; et, s'il a eu des succès inespérés, c'est à vos doctes leçons et à celles des Professeurs célèbres qui composent l'École dont vous êtes le chef, que j'en suis redevable. Je le sais, et je me plais à en faire l'aveu; c'est pourquoi j'ai voulu vous en rendre grâce publiquement, et vous en témoigner toute ma gratitude. Daignez agréer cette foible marque de ma reconnoissance, et veuillez me croire

Avec la plus parfaite considération,

Monsieur le Doyen de la Faculté,

Votre très-humble et très-obéissant serviteur,

BIDAULT DE VILLIERS.

Paris, le 24 juillet 1812.

Sur un lit de duvet la pâle Hydropisie,
La poitrine oppressée et la face bouffie,
Pour étancher sa soif invoque les ruisseaux,
De leur brillant cristal cherche à calmer ses maux;
Mais elle a beau mouiller sa langue desséchée,
Et rouler de ses yeux la prunelle affaissée,
Elle aigrit ses douleurs loin de les adoucir,
Augmente ses besoins, sent croître son désir.....
Tel, au milieu des eaux, le malheureux Tantale,
Sans cesse tourmenté par une soif fatale,
Cherche à saisir les flots qui jusques à sa bouche
S'élèvent, pour s'enfuir, quand sa lèvre les touche.

A ses cris déchirants parvenus jusqu'aux cieux,
Hygie à l'instant quitte et son trône et les Dieux;
Et, de la digitale empruntant la parure,
Les deux joues de rubis, le cou blanc, la coiffure,
Elle accourt au milieu de quatre jeunes gens,
Fait retirer la foule, agite ses serpents,
Au malheureux qui souffre inspire du courage,
En lui tendant la main lui parle, le soulage,
L'échauffe dans son sein, et sur son teint flétri
Répand de la santé le brillant coloris;
A son corps monstrueux rend les formes humaines.

Darwin's, Botanic Garden, Part. II, Cant. II,
pag. 107, of the IVth Ed.

PRÉFACE.

LA matière médicale est sans doute une des parties le moins avancées de l'art de guérir, et les progrès qu'elle a faits jusqu'à ce jour sont si bornés, que son enfance paroît devoir être éternelle. Tandis qu'une admirable activité semble animer tous les nourrissons d'Esculape, et les porter avec une ardeur (1) qui mérite des louanges, à des recherches propres à agrandir le domaine de la science qu'ils cultivent, on ne peut s'empêcher de s'apitoyer en voyant le sort de cette branche délaissée (2), dont l'accroissement est beaucoup moins rapide que celui des autres, et qui a l'air de languir faute de nourriture et de substance. On ne sait trop à quoi en attribuer la cause, et il est difficile de déterminer la raison pour laquelle une partie aussi essentielle de l'art reste inculte et négligée; sans

(1) A voir l'empressement et le zèle avec lesquels on enseigne, on cultive, on étudie aujourd'hui la médecine, on seroit presque tenté de s'écrier :

> Currus it Hygeiæ, medicus movet arma triumphans,
> Undique victa fugit lurida turma mali.

(2) Depuis la publication de cet Essai il a paru plusieurs traités de matière médicale, parmi lesquels on doit sur-tout distinguer ceux de MM. Schwilgué et Alibert, deux de nos condisciples savants et laborieux. Malheureusement le premier a cessé d'être.

doute l'espèce de mépris et de ridicule qu'on a jeté dans ces derniers temps sur les compositions pharmaceutiques informes, dignes en effet du plus juste dédain, y entre pour quelque chose, et personne ne se soucie d'employer ses loisirs, de consacrer ses recherches et ses moments les plus précieux, à des travaux qu'on regarde comme méprisables, et dont les résultats sont estimés peu utiles. Sans doute le sujet qui par lui-même est sec et stérile, dont il faudroit arracher d'une manière pénible les ronces et les épines, défricher à la sueur de son front le sol ingrat, contribue pour beaucoup à éloigner de lui ceux qui seroient tentés de le cultiver; mais j'ai cru en apercevoir encore une autre raison : toutes les sciences ont des parties plus ou moins attrayantes, et qui invitent, pour ainsi dire, à les étudier avec une prédilection dont on est soi-même étonné quelquefois. Ainsi, par exemple, en physique, l'optique et l'astronomie trouvent de nombreux partisans, et semblent récréer par les expériences multipliées qu'elles présentent, par les grands résultats qui en découlent, et auxquels elles donnent naissance avec une fécondité prodigieuse : ainsi, en mathématiques, la trigonométrie et les fameuses sections du cône attirent bientôt l'attention, et finissent par captiver entièrement l'esprit des jeunes étudiants, et par la simplicité, la sublimité, l'évidence des vérités qu'elles renferment, et par les corollaires variés qu'on peut en déduire, et par les applications sans nombre qu'il est facile d'en obtenir. En médecine, la partie qui m'a paru avoir le plus d'attraits, est la physiologie ou la science de l'homme ; son but est grand et digne de l'attention du sage, qui doit mettre le plus vif intérêt à s'étudier et à se connoître lui-même (1) ; ses détails (2) ont quelque chose de flatteur et de séduisant ; l'imagination qui crée et renverse les systèmes, y trouve un aliment toujours nouveau ; l'avide curiosité y est satisfaite et assouvie ; enfin les illusions, les visions même, y possèdent un vaste domaine où elles viennent tour-à-tour se réaliser, se grossir, se multiplier, se perdre et s'anéantir. Il n'en est pas de même de l'informe matière médicale, *rudis indigestaque*, qui trouve peu de partisans, et n'a presque point d'amateurs. Quel goût en effet peut-on prendre à tous les détails fastidieux dont cette science se com-

(1) L'illustre Pope a dit, avec autant d'élégance que de vérité,

All our knowledge is ourselves to know.

Et tout le monde connoît l'inscription que portoit l'ancien temple de Delphes.

(2) Nous n'y comprenons pas l'anatomie, qui fait elle-même une science, et la plus triste de toutes.

pose? Il faudroit avoir une patience admirable, une persévérance rare, un esprit exact et méthodique à l'infini, pour s'en occuper avec succès; il faudroit avoir assez de forces pour vaincre les répugnances qu'elle fait naître, et les difficultés qui en sont inséparables pour y travailler avec fruit. Comme toutes ces choses sont rarement rassemblées, on ne doit point espérer de trouver de sitôt des hommes zélés qui lui fassent faire les progrès qu'on auroit lieu d'attendre dans des circonstances opposées, à moins qu'on ne tourne les esprits de ce côté, qu'on ne les y appelle avec une constance héroïque, et qu'on ne se lasse pas plus d'élever la voix que celui qui crioit sans cesse dans le désert afin qu'on l'entendît dans les lieux habités.

C'est en vain qu'on se flatte d'avancer la matière médicale, en la refondant tout-à-fait, comme l'on dit, en voulant en faire une science nouvelle; c'est-à-dire, en créant des mots bizarres et insignifiants, pour les substituer à ceux qui ne sont guère moins bizarres et ridicules, mais qui ont l'avantage d'être usités. L'étude des choses paroît préférable à celle des mots, et il semble qu'on doive trouver facilement des expressions, et qu'elles se présentent pour ainsi dire d'elles-mêmes, lorsqu'on a des vérités nouvelles à annoncer. Le dirai-je comme je le pense, ce siècle m'a paru trop fécond en réformateurs (1), qui, s'occupant uniquement des mots, ont négligé les choses; et j'ai toujours cru que, s'appliquer de cette manière, c'étoit laisser de côté l'utile pour se livrer aux futilités. Mais quittons ces vues générales qui nous conduiroient trop loin, et examinons quel motif a pu me déterminer, moi qui ai déclamé contre la matière médicale, à y choisir un sujet. Aurois-je eu la prétention de jeter du jour sur cette science obscure et ténébreuse, et n'aurois-je affecté d'en présenter les défauts que pour mieux faire ressortir mes minces travaux, de même que les peintres ménagent des jours à côté des ombres, afin qu'elles contrastent d'une manière plus marquée? Non, je l'avoue, mes prétentions ne s'étendent pas si

(1) M. Blumenbach s'est plaint, dans son ouvrage sur les *Variétés du genre humain*, de cette manie de forger des noms nouveaux. Je pense, a-t-il dit, que les fabricateurs de nomenclatures ont été une vraie calamité pour l'histoire naturelle. C'étoit aussi l'opinion du célèbre Buffon. Dans ce siècle même, où les sciences paroissent être cultivées avec soin, a-t-il dit, on s'imagine savoir davantage parce qu'on a augmenté le nombre des expressions symboliques et des phrases savantes, et on ne fait point attention que tous ces arts ne sont que des échafaudages pour arriver à la science, et non pas la science elle-même; qu'il ne faut s'en servir que lorsqu'on ne peut s'en passer, et qu'on doit toujours se défier qu'ils ne viennent à nous manquer lorsque nous voudrons les appliquer à l'édifice.

loin ; je ne veux point la réformer avant, pour ainsi dire, de la connoître ; je ne veux point en faire une science nouvelle avant de l'avoir profondément méditée ; enfin je ne veux point lui jeter des fondements nouveaux avant d'être assuré qu'ils puissent au moins avoir quelque solidité. Quel est donc mon motif? le voici : j'avois commencé un travail assez étendu sur la phthisie pulmonaire, sur laquelle, pour le dire en passant, je croyois avoir quelque droit d'écrire (1); comme ce travail se prolongeoit d'une manière indéfinie, qu'il exigeoit d'ailleurs une multitude de recherches qui m'auroient nécessairement mené trop loin, je l'ai abandonné, quoique je m'y fusse livré avec un certain espoir de réussir. Celui qui va suivre s'est présenté ; il m'a paru intéressant, *nouveau*, digne d'être étudié et connu (2); je l'ai saisi avec empressement. Insensiblement il s'est grossi sous ma plume, et a acquis une étendue que je n'avois pas dessein de lui donner en le commençant.

(1) Ce droit a failli me coûter bien cher, et peu s'en est fallu que cette affreuse maladie, en me faisant sa victime, ne me l'ait ôté pour toujours. C'est aussi la raison pour laquelle je m'étois fait une loi de l'étudier avec plus de soin ; l'événement m'a prouvé que cette étude n'avoit pas été pour moi sans utilité. *Voyez* sur cette maladie les recherches du Dr Bayle.

(2) Je l'ai cependant trouvé un peu sec et assez aride en le traitant : je ne sais si c'est ma faute ou la sienne.

En réfléchissant au silence profond que les Médecins françois ont gardé à son égard, eux qui sont d'ailleurs si avides de nouveautés (1), et qui laissent si difficilement échapper une occasion favorable de manifester le goût dominant qu'on a reproché à la nation toute entière, j'en ai d'abord été étonné, surpris, et j'avois même de la peine à en démêler la raison. J'ai su ensuite que des personnages célèbres en médecine n'ignoroient point le remède préconisé par les Anglais, et qu'ils l'employoient même dans leur pratique. J'y ai trouvé un motif de plus pour m'engager à le traiter. Je connoissois à peu près tout ce qu'on avoit publié dans les livres françois à ce sujet, ce qui se réduisoit à fort peu de choses; car, à l'exception de l'Encyclopédie méthodique, tous les auteurs qui ont écrit avant moi ont parlé de la digitale d'une manière fort abrégée, et comme d'une plante absolument inusitée : plusieurs même n'en ont pas fait mention. Nécessairement j'avois dû être peu satisfait des travaux de mes prédécesseurs. L'article de

(1) S'il est permis de s'abandonner dans quelques circonstances à ce goût séduisant pour la nouveauté, c'est sans doute dans celle qui laisse entrevoir l'espoir flatteur d'être utile à l'humanité souffrante, et de soulager les infirmités nombreuses qui l'assiégent. On a donc fait l'éloge des Médecins françois en voulant en faire la satire, lorsqu'on les a accusés d'être des amateurs des choses nouvelles.

l'Encyclopédie sur-tout, m'avoit paru rédigé avec tant de négligence et de précipitation, que j'avois peine à concevoir qu'il fût sorti de la plume d'un savant professeur, et que j'aurois plutôt été tenté de l'attribuer à un jeune élève (1). Cependant tous ces motifs, qui paroissoient déjà bien puissants, ne m'auroient pas encore suffi ; et il falloit, pour me déterminer, que la vue et la lecture d'une foule d'observations, et de plusieurs traités différents publiés sur la digitale, tant par les Anglais que par les Allemands, vinssent achever de me convaincre et de me persuader ; car ma folie n'est pas de tout croire au premier aspect, et de tout approuver sans rien approfondir ; j'aurois plutôt le défaut contraire, celui de ne me rendre qu'à la dernière extrémité. Voilà comment je me suis laissé entraîner, voilà quels ont été mes motifs et mes raisons ; enfin voilà les guides que j'ai suivis ou cru suivre, le raisonnement et l'expérience, bien convaincu, avec Duclos, que les sciences n'ont fait de vrais progrès que depuis qu'on travaille par l'expérience, l'examen et la confrontation

---

(1) Je me suis permis de relever quelques-unes des erreurs qu'il renferme, moins dans la vue de faire la critique d'un de mes maîtres, que dans l'intention de prouver que mes recherches n'étoient point entièrement vagues et superficielles.

des faits, à éclaircir, détruire ou confirmer les systèmes.

Mais pourquoi, me dira-t-on, avoir commencé par montrer les défauts de la science, pour nous dire ensuite que vous y avez choisi un sujet? N'auroit-il pas été plus simple d'exposer tout bonnement la manière dont ce sujet vous est tombé sous la main? Non, sans doute; et, lorsqu'on est pénétré de sa foiblesse, il faut au moins avoir le soin d'avertir de la difficulté du sujet qu'on a choisi, quand a eu la témérité de faire un choix de cette nature.

On auroit peut-être encore un autre reproche à me faire relativement au choix de mon sujet; c'est qu'il n'a été discuté par aucun médecin de ma nation, et que j'ai cité beaucoup d'auteurs étrangers, tandis que j'aurois pu prendre une matière qui m'auroit fourni sans peine l'occasion de rapporter les travaux nombreux des personnes de mon pays (1). Ce reproche, je

(1) La seule province où je suis né m'auroit offert une liste étendue d'hommes célèbres, qui ont contribué par leurs talents et leurs travaux à illustrer le lieu de leur naissance, et la nation même toute entière. Qui ne sait qu'on doit à la Bourgogne la production des Maret, des Leroux, des Durande, des Guyton-Morveau, des Enaux, des Chaussier, des Hoin, des Buffon, des Daubenton, etc.? Qui ne sait enfin que c'est elle qui a enfanté le prince des orateurs françois? O Bossuet! éloquent, sublime, et presque tragique

l'avoue, quoique fondé en apparence, ne m'a pas paru suffisant; et, à dire le vrai, il n'est ni assez puissant, ni assez fort pour avoir balancé ma décision. Tous les savants ne forment-ils pas un même peuple, une même république, une même famille? Ne sont-ils pas tous réunis par un lien commun, je veux dire l'amour du beau et du vrai? Ne tendent-ils pas tous vers un centre unique, comme les planètes tendent vers leurs soleils respectifs? Or, si tous les savants ne forment qu'une famille, qu'une nation, qu'une république, on doit donc profiter sans distinction de leurs travaux, qu'ils soient nationaux ou étrangers, amis ou ennemis, alliés ou sujets; c'est aussi ce que j'ai fait sans répugnance et sans scrupule, et en cela je ne crois avoir mérité aucun reproche vraiment fondé.

Toutefois, avant de terminer cette préface, je ferai remarquer que les Anglais, auxquels

---

orateur! que peuvent mes éloges pour te louer, et mes souvenirs pour honorer ta mémoire! rien, ou moins que rien..... N'en seras-tu pas même offensé, et ne gémiras-tu point dans ta tombe, de ce qu'une voix aussi foible que la mienne entreprend de prononcer ton nom? Mais pourquoi t'en affligerois-tu? ne m'est-il pas permis aussi de te payer mon tribut d'admiration, et de mêler mes larmes aux regrets de ceux qui déplorent tous les jours ta perte, en voyant le sort misérable de notre éloquence, qui semble être allée s'ensevelir avec toi dans l'éternelle nuit du tombeau?

on a reproché, peut-être avec quelque raison et dans des ouvrages françois, d'avoir proposé des remèdes nouveaux, avec une critique peu sévère, se sont montrés ici jaloux d'examiner tout avec la plus scrupuleuse attention. Ils ont multiplié les expériences, et toujours eu soin d'avertir qu'on ne pouvoit déterminer l'effet d'un médicament qu'en l'employant isolément, et sans aucune complication. Ils ont engagé le spectateur impartial à suspendre son jugement jusqu'à ce qu'un nombre de preuves suffisantes et irréfragables l'enlevât d'une manière forcée et irrésistible. Quoi de plus beau, dans le fait, que la vérité, dont la durée est éternelle et impérissable ! tandis que le mensonge tôt ou tard disparoît et s'anéantit. Si les hommes étoient bien convaincus de cette maxime, ils s'agiteroient sans doute avec moins de violence pour prêter un appui à ce dernier; ils iroient chercher, avec une avidité sans bornes, cette vérité immortelle jusque dans son puits profond, et parviendroient peut-être enfin à l'en arracher après des efforts multipliés et des tentatives réitérées.

La première et la seconde éditions de cet Essai ayant reçu l'approbation de plusieurs savants distingués, et quelques-uns de mes confrères (1)

(1) Je croirois manquer au devoir que m'imposent la

ayant bien voulu m'en adresser, soit verbalement, soit par écrit, des éloges flatteurs, je me suis déterminé à en publier une troisième, à laquelle j'ai fait quelques additions et quelques changements utiles et importants. Je désire qu'elle soit aussi favorablement accueillie du public que les précédentes : mais, puisque je parle des éloges, je ne dois point taire les reproches. Un jeune auteur qui m'a emprunté plusieurs pages, tout en répétant ce que j'avois dit avant lui, a prétendu que j'avois manqué mon but, parce que rien n'annonçoit, a-t-il dit, que j'eusse administré la digitale. De ce que je n'avois point, comme lui, grossi mon ouvrage de quelques observations éphémères, il a cru pouvoir en conclure que j'avois parlé d'un remède sur la foi d'autrui, et sans le connoître moi-même. Je vais prouver l'absurdité de cette assertion.

Cet Essai ayant été écrit pour remplir l'obligation à laquelle sont tenus tous les élèves-médecins qui veulent obtenir le grade de docteur après avoir fini leurs études, devois-je, m'érigeant en maître de l'art, moi qui n'avois point encore

---

reconnoissance et l'amitié, si je ne faisois mention ici de mes collègues, et anciens condisciples MM. Pinel de la Gentesserie, V. Le Goupil, Thévenot-Maroise, Verpinet, Ballard, Goureau, Moiseau, Duroussin, Lecœur, etc.

de titre légal pour l'exercer, présenter à MM. les professeurs des observations qui, pour être authentiques et valables, ont besoin d'être le fruit de l'expérience et de la pratique de la médecine? N'auroient-ils pas eu le droit de me dire alors? Si vous êtes médecin, que venez-vous faire dans nos écoles et sur nos bancs? si, au contraire, vous ne l'êtes point, pourquoi nous offrez-vous un travail qu'un praticien seul peut avouer, et qui n'est pas du ressort d'un élève? J'avois senti la force de ces objections, auxquelles il n'y a, je crois, rien à répliquer. C'est pourquoi je m'étois borné à la partie qui me concernoit, me réservant, lorsque je serois lancé dans la carrière, de confirmer par des expériences ultérieures, et par des observations recueillies avec soin, ce que j'avois appris et ce que je savois déjà sur le compte de la digitale pourprée (1), et dont ma thèse offroit le résumé. Dans le principe ce travail n'étoit point destiné à être répandu dans le public, et mon unique intention étoit de l'offrir à mes maîtres comme le complément de mes études médicales, et de m'y

(1) Quoique j'eusse déjà exercé la médecine dans les camps et les armées, et que j'eusse pu me prévaloir de ce temps d'exercice, je me trouvois cependant encore trop novice pour que mon autorité et partant mes observations fussent comptées pour quelque chose; c'est pourquoi je n'avois osé les produire et parler en mon propre nom.

montrer digne des soins que j'avois reçus d'eux pendant le cours de ces *études ;* car je savois que ce qui flatte le plus un maître, est de voir que ses leçons n'ont point été infructueuses. J'avois le désir de prouver que je m'étois appliqué avec effort à cultiver un art que je n'ai embrassé que par goût, et j'eus la satisfaction de voir que le sujet que j'avois choisi et traité dans mon Essai inaugural, n'avoit point déplu à mes savants instituteurs. C'étoit là toute mon ambition, et la tâche que je m'étois imposée étoit remplie. Cependant plusieurs de mes condisciples, curieux de profiter des fruits de mon travail sur une matière assez peu connue, s'adressèrent à moi pour en avoir le résultat. Je leur distribuai les exemplaires qui me restoient ; et, comme ils étoient en petit nombre, ils m'engagèrent à en publier une seconde édition. Je cédai volontiers à leurs empressements ; mais celui que j'avois moi-même de revoir mes foyers et des parents que je chérissois, dont j'avois presque toujours été éloigné jusqu'alors, et qui m'avoient donné des preuves d'un véritable attachement, ne me permit pas de faire à cette seconde édition les changements et additions que j'aurois désirés. Il y a bientôt dix ans de cette époque (c'étoit en 1803), et il n'y en a guère moins de vingt que j'étudie et que j'exerce l'art de guérir. Nécessairement dans cet espace de temps j'ai dû avoir plusieurs occasions de m'assurer si le remède qui fait le sujet de ce livre mérite quelque confiance; et j'aurois eu assez de franchise, s'il avoit trompé mes espérances, pour en faire l'aveu au public. Au surplus, à cette époque j'étois, pour ainsi dire, le seul médecin françois qui se fût occupé un peu au long de la digitale; aujourd'hui je partage cet honneur, si toutefois c'en est un, avec plusieurs autres de mes confrères (1), preuve à peu près certaine que ce remède n'est point à dédaigner.

J'en reviens aux observations : j'ai dit précédemment la raison pour laquelle je n'en avois rapporté aucune dans les premières éditions de cet Essai. Il m'auroit cependant été d'autant plus facile de le faire, que j'en avois déjà recueilli plusieurs qui étoient alors sous mes yeux, et que j'en avois lu un grand nombre; mais faire l'éloge d'un remède, et en même temps tirer de son portefeuille des observations qui prouvent son efficacité, n'est-ce pas être juge et partie dans sa propre cause?

Je finirai en priant MM. les médecins qui s'intéressent aux progrès de l'art de guérir et à son avancement, de vouloir bien employer eux-

(1) De ce nombre sont MM. Trousset, Chrestien, Schwilgué, Alibert, Jadelot, Valentin, et plusieurs autres.

mêmes (1), avec les précautions que j'ai indiquées, et sans prévention, les diverses préparations de digitale que j'ai recommandées. Je les engagerai à apporter le plus grand soin à tout ce qui concerne la récolte, la dessiccation, la conservation, la dose, enfin l'administration de ce remède; et ils jugeront ensuite si j'ai eu tort ou raison de leur en proposer l'usage.

---

(1) C'est moi seul qui prends soin de récolter, de dessécher et de conserver la digitale que j'emploie; de cette manière je suis toujours sûr de la qualité ainsi que de la dose de cette plante que j'administre, ce qui est fort essentiel.

ESSAI

SUR

LES PROPRIÉTÉS MÉDICINALES

DE LA

DIGITALE POURPRÉE.

CHAPITRE PREMIER.

Introduction de la digitale dans la matière médicale ; Auteurs qui l'ont préconisée ; maladies auxquelles on l'a opposée.

QUOIQUE la digitale pourprée soit connue depuis long-temps, qu'on en ait fait mention vers le milieu du XVIe siècle (1), et que depuis cette époque les Pharmacologistes en aient presque tous parlé ;

(1) Mossman a dit du quinzième (*fifteenth*), je ne sais sur quoi fondé. Si l'on s'en rapporte aux auteurs modernes et à ceux du moyen âge, qui regardent cette plante comme étant la *Baccharis* des anciens, on trouve qu'elle a été employée en médecine dès la plus haute antiquité, puisque Hippocrate lui-même en a fait mention dans ses ouvrages, et qu'il donne le nom de *baccharion* à un onguent qui en

cependant on ne l'avoit point admise dans la pratique générale, et elle étoit, comme beaucoup d'autres remèdes qui se trouvent encore répandus dans les ouvrages de matière médicale, plutôt destinée à en grossir les pages qu'à servir à un usage médicinal quelconque.

Si nous consultons les auteurs qui, les premiers, en ont fait l'application à l'art de guérir, nous trouverons que Fuchs (1), qui l'a nommée, et qui paroît l'avoir proposée au monde médecin, a parlé de ses succès dans les maladies de poitrine; que *van* Helmont en employoit la racine, et l'a préconisée contre les affections scrofuleuses; enfin, que le professeur de Leyden, Boerhaave (2), le célèbre Boerhaave, dont les écoles n'ont tant de fois répété le nom que pour l'oublier ensuite presqu'entièrement, recommande son application à

étoit composé. Dioscoride lui attribue de grandes propriétés, tant à l'intérieur qu'à l'extérieur, et c'est d'elle que Virgile a dit :

Baccare frontem
Cingite, ne vati noceat mala lingua futuro.

(1) Fuchsius appositè latinè digitalem nuncupavit. Dodon. Pempt. secund. L. 1.

(2) Hist. Plant. Hort. L. B. pag. 308. Boerhaave avoit d'abord étudié en théologie; depuis qu'il a cessé d'être l'idole d'une secte nombreuse, des méchants ont prétendu que, lorsqu'il avoit donné sa fameuse définition de la fièvre, il n'avoit jamais vu cette maladie.

l'extérieur, en la désignant toutefois comme une plante trop âcre pour l'usage interne.

Le Dr Alston en a parlé comme d'un végétal pourvu de vertus extraordinaires, sans désigner les maladies contre lesquelles on peut l'employer avec efficacité, et sans s'arrêter à la manière de l'administrer ou de la prescrire. Home, dans ses *Lectures*, la range parmi les purgatifs drastiques, et dit fort peu de choses de ses vertus diurétiques. En parlant ensuite des remèdes de cette classe dans ses *Clinical Experiments*, il n'en fait pas la plus légère mention.

De tous les auteurs de matière médicale, Murray est celui qui en a parlé avec le plus de détail dans son excellent ouvrage intitulé : *Apparatus Medicaminum*. Il est dommage qu'il n'ait rien dit d'après son propre fonds, et qu'il n'ait fait que rapporter ce que ses prédécesseurs, les Anglais surtout, avoient écrit sur le compte de cette plante. Ses remarques sont principalement tirées de *Practical Essays, etc.*, de Boerhaave et de Ray.

L'immortel *von* Haller, qui a si bien mérité de la science, et sous tant de rapports différents, a cité, dans son *Historia stirp. Helvet.* n° 330, quelques guérisons (1) d'écrouelles opérées à l'aide de

(1) J'avois d'abord avancé ceci sur la foi de M. Fourcroy (*Enc. Mét.* art. Dig.). En relisant Haller je me suis aperçu que je ne pouvois dire quelques guérisons, etc., attendu

ce remède, qui étoit inconnu de ses compatriotes, et qu'il regardoit lui-même comme suspect, *nobis ignota, mihi suspecta* (digitalis), *inquit*.

Enfin, ce fut en 1775 que le Dr Withering (1), le Malherbe de la digitale, commença à la prescrire, et en 1779 qu'il fit part à la Société de Médecine d'Edinburgh du résultat de ses expériences à ce sujet. On la donna alors à *Royal Infirmary* avec succès; et, après avoir été bannie pendant plusieurs années (2) de la pharmacopée d'Edinburgh (3),

---

qu'il n'y a dans son ouvrage qu'un exemple d'écrouelles guéries par la digitale; le voici : « Lego tamen nuperum » testimonium de usu decocti propter scrophulas, in despe- » rato penè casu, diù sumpti, quoad cutis per squamas » deflueret. »

Je fus repris et admonesté dans le temps, pour avoir osé mettre en toutes lettres le nom du prof. Fourcroy dans cette note et les suivantes. Quoique ma thèse fût imprimée, on m'obligea néanmoins à faire disparoître ce nom; c'étoit bien naturel : entre un professeur renommé et un élève inconnu, on devine aisément celui qui doit céder.

(1) An account of the Fox glove and some of its medical uses, with practical Remarks on Dropsy, etc. *Birmingham*.

(2) C'est à cette occasion que Murray disoit en 1776 : « In Pharmacopæâ Parisiensi occurrit, necnon in Wurtem- » bergicâ; omittitur in anglicis quamvis in Angliâ pluris » fieri videatur medico usu, quàm alibi. » *App. M. t. 1.*

(3) Si j'ai écrit le nom d'Edimbourg comme il faudroit l'écrire toujours, ce n'est point par affectation; c'est parce que je pense qu'on ne devroit jamais se permettre d'altérer

elle y reprit une place distinguée, en 1783, dans l'édition qui en fut faite à cette époque (1). C'est à peu près vers le même temps (en 1786) que parut la Dissertation de Schiemann sur cette plante, et que Stromayer l'employoit dans l'hôpital de Goettingen. Quelques années auparavant (en 1780), M. Charles Darwin avoit déjà publié, avec ses expériences sur le pus et le mucus, plusieurs cas d'hydropisies traitées par la digitale; et M. Erasme Darwin en avoit inséré d'autres dans le troisième volume des *Medical Transactions*. Mais ces deux derniers auteurs rentrent dans le nombre, et font partie des modernes dont nous allons examiner les

---

les noms propres quels qu'ils soient, et que je souffre lorsque, par exemple, j'entends appeler *London, Maynz, Cölln, Genua, Firenze, Venezia*, Paris, etc., Londres, Mayence, Cologne, Gênes, Florence, Venise, *Parigi*. Il en est de même des noms d'hommes; et il me semble que *Virgilius, Cicero, Omeros, Ippokrates*, ne sont pas les mêmes que Virgile, Cicéron, Homère, Hippocrate. Pour avoir voulu latiniser son nom, M. Cotugno, célèbre médecin de Naples, s'est fait appeler dans toute l'Europe, Cotunni; nom que beaucoup de personnes lui donnent encore aujourd'hui.

(1) Dans le nouveau Dispensaire d'Edimbourg, 5e édit., la digitale pourprée occupe un article assez long, et dans lequel on rapporte que l'infusion de cette plante a produit, dans l'ascite, une évacuation des eaux si prompte et si considérable par les urines et les selles, qu'on a été obligé d'avoir recours à la compression par le moyen d'un bandage.

recherches, recueillir les opinions, et présenter de suite les travaux.

Soit que ceux qui les premiers ont proposé la digitale comme remède, et l'ont employée dans cette vue, ne se fussent livrés qu'à des essais incomplets; soit que ces essais plus ou moins imparfaits ne fussent pas assez connus, leurs recherches étoient restées comme perdues pour la pratique, et la plante elle-même étoit rentrée dans l'oubli, d'où il a fallu que le zèle et l'activité de Beddoes (1), dont l'ambition médicale étoit sans bornes, vinssent la tirer, en sonnant l'éveil, et dirigeant de ce côté les esprits observateurs de son pays : tant il est vrai de dire que la vérité a des peines infinies à sortir des ténèbres, et qu'on ne peut, sans des efforts soutenus, l'empêcher d'y rentrer ! Peu satisfait sans doute de ses essais sur les airs factices qui lui avoient paru, au premier abord, une découverte majeure, ce médecin a cherché, en prenant une autre route, à suppléer au vide immense que présente la matière médicale des phthisiques. Quelle apparence de richesse avec un aussi grand fonds de pauvreté ! On diroit, à lire l'énorme catalogue de remèdes qui ont été proposés contre cette mala-

---

(1) Ce médecin zélé est mort à Bristol, en 1808, âgé de 54 ans, après avoir fait des efforts multipliés pour enrichir la thérapeutique, et publié différents écrits sur la médecine, qui ont eu quelque célébrité.

die, qu'il ne reste plus qu'à les mettre en pratique; mais on se tromperoit grossièrement, et il n'en est presque pas un seul qui ne soit fort au-dessous des éloges pompeux qu'on leur a prodigués à chacun en particulier. Aussi Beddoes s'est-il écrié, après ses premiers essais sur la digitale, avec un enthousiasme peut-être exagéré (1) : *Je vois journellement un grand nombre de malades attaqués de phthisie, avancer vers la guérison avec un calme si parfait, que j'espère que désormais on guérira cette maladie d'une manière aussi régulière par le moyen de la digitale, qu'on guérit les fièvres intermittentes par celui du quinquina;* si nous pouvons lui trouver un seul remède auxiliaire, tel que nous en avons en plusieurs circonstances pour ce dernier, j'ose attendre qu'il n'y aura pas un seul cas sur cinq qui se termine de la manière dont l'ont fait jusqu'à présent les 99 centièmes : mais je crois d'ailleurs que dans le plus grand nombre des occasions elle peut suffire. Il est évident qu'on n'a vu presqu'aucun malade ne pas aller au-delà du premier degré sans ce remède, et qu'on en a trouvé fort peu qui l'aient fait lorsqu'on l'a employé. Telle est la manière dont s'est exprimé le Dr Beddoes dans la

---

(1) *In cases of pulmonary disease, where the presence of tubercles was indicated by every symptom, and where they seemed ready to break out into open ulcers, I have* verified the efficacy of Digitalis; *and I see, etc.*

première édition (1) de son Essai sur la Phthisie pulmonaire ; enfin, dans un recueil d'observations (2) qu'il a publié deux ans après, il a dit : Si les fréquentes citations pouvoient donner de l'importance aux sentiments des écrivains en médecine, la portion du passage précédent qui est soulignée pourroit, pour ses citations, le disputer aux aphorismes d'Hippocrate. A prendre ces expressions au pied de la lettre, il est impossible de rien voir de plus fort et de plus pressant, et de faire plus complètement l'éloge d'un remède ; aussi les dépouillerons-nous de ce qu'elles ont d'enthousiaste et d'exagéré, afin d'en tirer simplement ce qu'il y a de vrai et de bien avéré; nous ne les aurions même pas citées, si les faits recueillis par leur auteur permettoient de douter que la digitale ait eu des succès. A la vérité il a cherché à justifier dans son dernier ouvrage ce qu'il avoit avancé dans les premiers ; mais il paroît qu'il s'est montré jaloux de constater l'efficacité de cette plante uniquement d'après l'expérience et l'observation (3), seuls guides dignes d'être suivis dans de pareilles occasions.

MM. Fowler et Drake, qui en avoient parlé avant

(1) Dans la seconde édition il a changé un peu ce passage.

(2) On Consumption, Digitalis, and Scrofula, 1801.

(3) Nonnisi eximiarum observationum præsidio instructa mens sagax potissimam curandi methodum assequitur.

Baglivi.

lui dans *Medical and Physical Journal*, s'accordent également à en dire beaucoup de bien. Voici comme s'exprime le dernier de ces deux auteurs à cet égard : depuis quelques années on l'a employée dans les hémorrhagies du poumon avec succès, et à coup sûr elle continuera de l'être par les personnes intelligentes, quels que soient ses résultats dans la phthisie. Je m'estime heureux de pouvoir dire que les succès, qui jusqu'ici ont suivi son usage dans cette dernière maladie, ont été très-considérables. Plusieurs malades dont elle étoit confirmée ont été guéris par elle ; presque tous ont été soulagés ; elle a même prolongé la vie chez certains ; et, quand la mort a eu lieu, elle est arrivée sans douleur et sans trouble. Mon attente n'a point été trompée, et je sais que le Dr Fowler, d'après des essais ultérieurs, s'est confirmé dans l'opinion favorable qu'il en avoit d'abord conçue.

A ces suffrages flatteurs et faits pour séduire les personnes le moins bien disposées, nous pouvons ajouter l'autorité de Mossman (1) de Bradford, d'autant plus précieuse qu'il n'a commencé l'emploi de la digitale qu'avec une espèce de défiance, et beaucoup de scepticisme ; et qu'il ne s'est laissé entraîner que par les succès qu'il a obtenus. Le premier malade auquel il la donna mourut ; mais

---

(1) Essay on Scrofula, glandular Consumption, and Observations on Digitalis.

ensuite il eut occasion de la faire prendre à un grand nombre d'individus, et les effets qu'il obtint surpassèrent de beaucoup son attente. En un mot, il a fini par la regarder comme un spécifique dans les premières périodes de la phthisie, et par être persuadé que, si on partage cette maladie en quatre degrés, on peut, au moyen de la digitale, guérir les trois premiers, et alléger de beaucoup les symptômes les plus fâcheux du quatrième.

S'il étoit nécessaire de cumuler les autorités, et s'il ne s'agissoit que d'entasser des faits sur des faits, nous pourrions citer, les uns après les autres, MM. E. Darwin, Warren, Kinglake, Thomas, M'Lean, Ferriar, Magennis, etc. Mais la multiplicité des témoignages identiques n'ajouteroit rien à la vérité des conclusions; et ce seroit abuser de la complaisance des personnes qui nous liront, que de leur rapporter une longue suite d'observations dont les résultats sont toujours les mêmes. Il suffit donc d'indiquer en passant la possibilité qu'il y auroit à le faire, et de nommer les sources où pourroient puiser ceux qui désirent des éclaircissements plus nombreux.

Il me semble que d'après l'assentiment de tous ces auteurs célèbres, on peut conclure sans risque d'être taxé de précipitation, non point que la digitale doit être considérée comme un spécifique dans la phthisie, mais qu'elle peut y avoir quelque utilité, y rendre des services réels, et mériter quelque confiance. Il y a loin sans doute de cette conclusion à celle de certains enthousiastes ; mais estimer avec eux la période d'ulcération, ou, ce qui est presque la même chose, le dernier degré de la phthisie, susceptible de guérison au moyen de la digitale, même dans des circonstances extrêmement rares, n'est-ce pas porter trop haut le pouvoir d'un remède ? et soutenir qu'il est possible de guérir souvent avec ce remède, cette maladie funeste à une époque aussi avancée, n'est-ce pas faire preuve du peu d'attention qu'on a apporté à sa nature, à ses causes, et aux désordres qu'elle entraîne ? N'est-il pas ridicule en effet de prétendre opérer la guérison, lorsque la désorganisation est complète, que tout le système porte l'empreinte de la destruction et du ravage, et que la mort a fait son domaine des lieux où la vie avoit jadis son siége et son empire ? Guérir alors ce seroit créer, et aucun de nous, j'espère, n'a la folle prétention d'aller jusque là. Conserver est notre but unique ; encore ne le remplissons-nous pas toutes les fois que nous le désirerions.

Si la dernière période de la phthisie est généralement incurable, il n'en est pas de même de ses premiers degrés, qui ont cédé, ainsi que l'attestent un grand nombre d'observations bien faites et bien circonstanciées, à la prescription méthodique du remède en question. Il seroit donc peu séant, impardonnable même, de laisser passer un temps précieux dans l'espoir d'obtenir quelques succès à une époque plus avancée. Ici, comme dans beaucoup d'autres occasions, il est utile d'appliquer le précepte d'Horatius, *venienti occurrite morbo*. On sait que M. Reid a sur-tout recommandé cette précaution sur laquelle il a fortement insisté, en répétant souvent le *principiis obsta* (1) d'Ovidius.

Parmi les auteurs que nous venons de citer en dernier lieu, le plus grand nombre s'est contenté de parler des effets antiphthisiques de la digitale, sans dire un mot de ses vertus hydragogues, qui paroissent avoir absorbé l'attention des premiers observateurs, et de ceux qui les premiers en ont conseillé l'usage. Il faut cependant en excepter MM. Darwin (Charles et Erasme), les Drs Warren et Quin, qui se sont principalement occupés de constater ses vertus hydragogues. Le premier a joint à sa dissertation académique, *On the purulent matter*, des exemples de malades atteints de différentes espèces d'hydropisies, auxquels il avoit administré cette plante, dans la vue de déterminer les cas où elle mérite la préférence sur la scille et les préparations scillitiques. Le second l'a recommandée dans plusieurs endroits de sa Zoonomia (2), l'avoit d'abord vantée dans les *Medical*

(1) Principiis obsta : serò medicina paratur,
Cum mala per longas invaluere moras.

(2) Voyez les articles *Epistaxis*, *Hydrocephalus internus*,

Transactions, et s'est efforcé d'en déterminer le mode d'action dans les épanchements purulents, ou lymphatiques. Le troisième, qui a écrit une dissertation expresse sur les vertus médicales de la digitale dans l'hydropisie, rapporte plusieurs histoires particulières, et en conclut qu'elle est surtout recommandable dans l'hydrothorax, l'anasarque, l'ascite, et l'hydropisie des ovaires. Elle ne réussit pas toujours, dit-il, mais elle offre un secours plus assuré que tout autre remède. La préparation qu'il employoit, est la décoction à laquelle il ajoutoit une certaine quantité de sirop d'écorces d'oranges, et d'eau de genièvre. Le quatrième enfin, qui a publié en 1790 un Traité assez estimé (1) sur l'hydrocéphale, y a joint plusieurs observations sur l'usage et les effets de la digitale dans les hydropisies. J'ai aussi recommandé l'administration de cette plante dans l'hydropisie des ventricules du cerveau. *Voyez* à ce sujet la Préface que j'ai ajoutée à la traduction française du Mémoire de M. Fothergill, intitulé *Remarques sur l'Hydrocéphale int., etc.* Paris, 1807.

MM. Darwin ont également déposé en sa faveur, et l'ont jugée utile dans la plupart des hydropisies,

---

Hydrothorax, Anasarca pulmonum, Obesitas, Scrofula, Cephalæa somniosa, Asthma humorale, Peripneumonia superficialis, Pertussis, Scrofula suppurans, Vomica, Empyema, Phthisis pulmonalis, Rheumatismus. Vol. 3 et 4.

(1) A Treatise on the Dropsy of the Brain, etc.

sur-tout dans l'anasarque, l'ascite et l'hydrothorax. M. Erasme (Darwin) a même rapporté, dans son grand ouvrage que nous avons déjà cité, deux exemples d'anasarque du poumon assez singuliers, et dans lesquels le soulagement procuré par cette plante fit place à la manie. Les individus qui lui ont fourni la matière de cette observation restèrent pendant quelques mois dans un léger état d'aliénation : au bout de ce temps leur raison reparut avec leur première maladie, et disparut ensuite à plusieurs reprises, et par alternative, dans le cours de deux ou trois ans.

D'un autre côté, Barr de Birmingham (1) a obtenu des succès dans l'hydrothorax, en joignant l'usage de la digitale à l'inhalation du gaz oxigène ; et le Dr Careno de Vienne (2) a éprouvé que la digitale jaune (3), *digitalis lutea*, possédoit des

(1) Letter to Dr Beddoes.

(2) Voyez les Mém. de l'Acad. Roy. de Berlin pour 1794 et 1795.

(3) Geeler Fingerhut.

Les expériences de M. le Dr Trousset, loin de confirmer cette assertion, paroissent la démentir formellement. Ce médecin ayant prescrit des pilules avec la poudre de digitale pourprée dans un cas d'hydrothorax, le pharmacien y substitua, de son chef, celle de digitale jaune, qui fut absolument sans effet. Il est vrai de dire cependant que M. Vitet a recommandé la digitale jaune, en disant qu'elle étoit aussi efficace que la pourprée; et l'on trouvera à la fin de cet ouvrage une observation du Dr Giulio, qui prouve que cette plante n'est point sans efficacité.

vertus diurétiques plus fortes que la pourprée, sans être sujette aux mêmes inconvénients. Il observe qu'il est parvenu à guérir plusieurs hydropisies avec cette digitale, après que l'autre avoit manqué la cure.

Si l'on s'en rapporte donc à l'observation et à l'expérience des auteurs célèbres dont nous venons de recueillir les suffrages, il est incontestable que la digitale peut rendre des services, et dans les premières périodes de la phthisie, et dans plusieurs cas d'hydropisie. Je ne puis cependant m'empêcher de remarquer, pour l'honneur de la vérité, que le Dr Lettsom (1) a prétendu qu'elle ne méritoit aucune confiance dans les hydropisies, et que, toutes les fois qu'il avoit eu occasion de l'y employer, elle avoit manqué de réussite. Non content de lui avoir reproché son peu d'utilité, M. Lettsom l'a encore accusée d'avoir occasionné des accidents assez graves. Nous verrons en son lieu ce qu'on doit penser des chefs d'accusation qu'il lui a intentés.

Ce n'est pas tout : quoique les propriétés diurétiques très-actives de cette plante soient des garants, pour ainsi dire, assurés de son efficacité dans les diverses affections hydropiques, et que ses succès aient été démontrés dans un grand nombre de circonstances différentes, il existe cependant des praticiens qui, à raison de son action puissante

---

(1) A Paper read to the Medical Society of London.

sur le système nerveux, dont elle détruit la mobilité, de l'affoiblissement des forces vitales qu'elle occasionne, en réprimant la vitesse des artères, la regardent comme un remède qui ne peut convenir dans ces maladies. Mais on en a donné des doses même très-fortes, sans qu'il se soit manifesté aucun de ces effets dangereux et incontestables qu'on dit avoir détourné beaucoup de personnes de son usage. Ainsi, les soupçons et les craintes de ces praticiens sont mal fondés, et doivent disparoître devant l'expérience.

Outre les maladies qui précèdent, il en est encore plusieurs autres dans lesquelles on a employé la digitale; Beddoes en a fait usage avec beaucoup de succès dans trois atrophies nerveuses, et chez cinq ou six personnes tourmentées d'insomnie, où l'opium avoit manqué de réussite (1). M. Kinglake l'a conseillée (elle ou ses analogues) dans les affections où la circulation de la lymphe est sur-tout compromise, comme la leucorrhée, les scrofules, le rachitis, la chlorose, l'épilepsie, et toutes les maladies chroniques en général. On peut voir dans l'ouvrage anonyme, intitulé *Practical Essays*, etc. (2) des exemples de scrofules guéries par l'application

(1) Voyez à ce sujet, *A Letter to Dr Beddoes by John Wedgwood*, 1801.

(2) Practical Essays on Medical Subjects, by a Member of the Royal College of Physicians of London and Edinburgh. *London*, *in*-8°.

extérieure, ou l'usage interne de cette plante; il est donc étonnant, d'après cela, qu'on ait parlé de l'opposer à cette maladie d'après des vues purement théoriques, puisque les essais ont été faits.

Dans l'épilepsie il paroît qu'elle a été employée un certain nombre de fois, et qu'elle a produit quelques bons effets. Thomas (1) avertit que, si l'on veut en retirer un avantage durable, on doit en continuer l'usage d'une manière suivie et méthodique. Parkinson assure qu'elle guérit cette maladie (2), en la faisant prendre dans de la bière, à la dose de deux poignées de feuilles, avec quatre onces de polypode.

D'après les observations du Dr Currie, insérées dans le IVe volume des Mémoires de *Medical Society of London*, il y a apparence qu'on peut en

(1) The Modern Practice of Physic, 1802.

(2) It hath beene of later experience found also to be effectual against the Falling Sicknesse, that diverse have beene cured thereby. *Theater of Plants*, pag. 654.

Epilepsia et mania à sero effuso, dit le Dr Swediaur, Mat. Med., pag. 82. Je n'ai jamais administré la digitale dans ces maladies; cependant, si l'on fait attention que chez un grand nombre de maniaques et d'épileptiques, on trouve des épanchements de sérosité entre les méninges et dans le cerveau, et que plusieurs de ces individus périssent d'hydropisie, d'après la remarque du Dr Ernest Greding, on pourroit croire à l'efficacité de la digitale dans les affections de cette nature. En France on a employé avec succès, dans quelques cas de manie, les frictions de coloquinte.

tirer quelque parti avantageux dans la manie. Ses effets sédatifs et débilitants, lorsqu'on la donne à forte dose, semblent d'ailleurs déposer en sa faveur, et lui assurer des succès dans les cas où (comme dans la manie) il existe un grand excitement et une augmentation de ton des systèmes nerveux et artériel. Au surplus, l'expérience qui est un des meilleurs guides à suivre, et dont le témoignage n'est jamais suspect (1), semble avoir prononcé ici d'une manière favorable; il ne reste donc plus qu'à voir si elle ne démentira point par la suite ce qu'elle peut avoir avancé par légèreté ou par caprice.

C'est à l'empire qu'exerce la digitale sur le pouls, et qui n'a été bien connu que dans ces derniers temps, qu'on doit de l'avoir employée dans les cas d'inflammation aiguë. Ce remède efficace, dit le Dr Currie (*Medical Reports*), dont l'introduction dans la médecine est un bienfait pour la science, m'a réussi dans des cas désespérés d'inflammations du cerveau, du cœur et des poumons. Je l'ai trouvé aussi excellent contre le rhumatisme inflammatoire, maladie longue et difficile à guérir: la manière dont il calme l'action déréglée du cœur

---

(1) M. Haslam, médecin et apothicaire de l'hôpital de Bedlam, à Londres, prétend n'avoir pas à se louer des effets produits par les digitales dans la manie. Il emploie de préférence dans cette maladie, l'émétique, les saignées et les purgations.

et des artères, est une espèce de charme. C'est d'après cette même propriété qu'un médecin moderne (M. Henri Clutterbuck), dans un ouvrage sur la nature et le traitement de la fièvre, l'a proposée comme un moyen curatif de cette maladie, et qu'il a dit l'avoir employée avec succès dans plusieurs cas de typhus. La fièvre étant une affection qui accélère ordinairement les battements du pouls, il étoit tout naturel qu'on eût recours au remède qui en réduit de la manière la plus énergique les pulsations; mais ce phénomène dans les fièvres n'est-il pas plutôt un des effets qu'une des causes de la maladie?

On a obtenu quelques succès dans le croup, en donnant toutes les quatre heures cinq gouttes de sa teinture. Dans la rougeole, lorsqu'il y a du danger, que la toux est fréquente et vive, que la respiration est difficile, gênée, laborieuse; en un mot, que la fièvre est forte et dénote une affection grave, dans laquelle la saignée, l'opium pourroient être équivoques, le D^r McLean (1) recommande de fortes doses de teinture de digitale; il observe que, dans ce cas et par ce moyen, la fièvre se modère, la respiration devient plus libre, le ventre se relâche; tandis que tout le contraire arrive fréquemment à la suite de l'opium.

Les mêmes considérations théoriques qui ont

---

(1) Medical and Physical Journal, vol. IV.

fait employer cette plante dans le croup et la rougeole, ont conduit à l'administrer dans les hémorrhagies actives, et particulièrement dans l'hémoptysie (1). Les tentatives qu'on a faites à cet égard paroissent avoir été couronnées du plus brillant succès, et ont d'ailleurs été répétées par beaucoup de praticiens habiles. On sait que les médecins allemands (2), Harles, d'Erlangen, entre autres, avoient recommandé contre l'hémorrhagie du poumon diverses préparations de jusquiame (*Hyosciamus niger*). Thomas prétend que la digitale étant un remède sûr dans cette maladie, on ne doit nullement s'occuper d'en rechercher d'autres. Il en a fait usage pour son compte dans une multitude de circonstances, et avec les suites les plus heureuses. Il présume même qu'on pourroit l'appliquer avec efficacité aux hémorrhagies utérines, copieuses, qui ont lieu chez les femmes d'une habitude pléthorique, en la donnant à des doses suffisantes. E. Darwin (3), qui a soupçonné qu'on

---

(1) Le Dr Currie a dit dernièrement dans un de ses ouvrages que j'ai déjà cité : L'efficacité singulière de la digitale dans les hémorrhagies, dans l'hémoptysie surtout, est généralement connue, et je pourrois la confirmer, si cela étoit nécessaire, par quelques exemples frappants.

(2) Journal der practischen heilkunde herausgegeben von H u f e l a n d ; Band IX, St. 2, S. 50.

(3) Cet auteur dit, de plus, l'avoir employée dans trois cas de coqueluche, et s'en être fort bien trouvé. *Voy.* Zoonomia, *Pertussis*.

pourroit l'opposer avec avantage à l'épistaxis, recommande de la donner à trente gouttes, et renvoie d'ailleurs au Traité du D[r] Ferriar sur ce sujet (1).

Puisque nous en sommes sur les hémorrhagies, nous ne devons point passer sous silence un cas d'hémorrhoïdes internes et externes, où le même M[c]Lean (2), dont nous avons parlé précédemment, a obtenu un soulagement immédiat et un rétablissement rapide, en donnant d'abord au malade quarante gouttes de teinture de digitale, et en répétant ensuite matin et soir ce remède à la dose de trente-cinq gouttes. La maladie avoit résisté pendant cinq semaines à un traitement judicieux; le sujet étoit pâle et blême; ses forces et son embonpoint étoient considérablement diminués; il marchoit avec beaucoup de difficulté et de douleur; son pouls étoit petit et fréquent; son appétit anéanti. Après huit jours d'usage du remède ci-dessus, on aperçut un contraste frappant.

Nous avons dit, en commençant, que le célèbre *von* Haller avoit mentionné (3) plusieurs guérisons d'écrouelles opérées à l'aide de la digitale; si nous ouvrons le livre intitulé *Practical Essays, etc.* (4),

(1) Essay on the Medical Properties of Digitalis purpurea, by J[n] Ferriar, M. D. Manchester, 1799.

(2) Medical and Physical Journal, vol. 4.

(3) Voyez l'art. et la note qui se trouvent à la page 3.

(4) C'est sans doute cet ouvrage que M. Fourcroy a voulu citer, lorsqu'il a dit : *Ces faits sont tirés des Practical Essays*

nous y trouverons des cures qui tiennent presque du prodige. Ainsi un homme attaqué d'ulcères scrofuleux en diverses parties du corps, et qui en avoit à la jambe droite dont le mauvais caractère avoit fait songer à l'amputation, guérit en prenant deux fois en quatorze jours une cuillerée de suc de digitale, avec une demi-pinte de bière chaude, et en appliquant sur ses ulcères les feuilles dont on avoit exprimé ce suc. Une jeune femme éprouva beaucoup de soulagement en prenant une cuillerée du même suc préparé de la même manière ; elle étoit affectée d'une tumeur scrofuleuse à l'œil, avoit la lèvre supérieure très-gonflée et fendue, plusieurs articulations des doigts tuméfiées, et des douleurs presque continuelles dans les membres. Malheureusement la violence du remède l'empêcha d'en continuer l'emploi autant qu'il auroit été nécessaire. Un homme ayant depuis trois ans au coude droit une tumeur scrofu-

---

d'Edimbourg, puisque ces Essais ne contiennent pas de faits qui aient pu donner lieu à une pareille citation. Je présume que l'identité de noms * aura seule été cause de cette méprise, qui, très-légère à la vérité, auroit été facile à éviter, en faisant attention que Murray, qui a parlé de *Pract. Essays*, renvoie aux pages 42, 43, 44, sans indiquer le volume ; ce qu'il n'auroit pu se dispenser de faire s'il eût été question des Essais d'Edimbourg.

* Qui cependant n'est pas parfaite.

leuse (1) d'un vilain aspect, et qui lui causoit des douleurs atroces, fut plus constant, et guérit presque entièrement en un mois, en prenant le suc des feuilles de digitale à quatre reprises différentes. *Ità*, dit Murray qui a rapporté ces exemples, *temeritas effecit quod sapientia non efficit.* Nous ne pensons pas avec Murray qu'il y ait de la témérité à employer un remède qui guérit.

A en croire Mayer et Kuhn, le suc de digitale convient parfaitement dans le squirrhe des mamelles, et dans les autres tumeurs du même caractère. Le premier de ces deux auteurs, qui a fait un ouvrage intitulé, *De efficaciâ et virtute medicâ digitalis purpureæ in scirrho*, assure que le suc exprimé de cette plante, pris à la dose d'un quart de cuillerée, résout à merveille les engorgements squirrheux, après avoir excité la diarrhée.

Si aux maladies dont nous venons de faire l'énumération nous ajoutons l'asthme humoral, nous aurons détaillé toutes celles dans lesquelles la digitale a été mise en usage avec quelque succès. Le Dr Sugrue de Cork, qui l'a principalement employée dans ce cas (2), rapporte qu'il l'a rarement

---

(1) Voyez, sur l'emploi de la digitale dans les scrofules, la thèse de M. J. J. Merz : *Dissertatio inauguralis medica de digitali purpureâ, ejusque usu in scrofulis medico.* Jenæ, 1790.

(2) E. Darwin l'a aussi conseillée dans la même maladie. *Voy.* Zoonomia, *Asthma humorale.*

donnée sans que les symptômes les plus violents aient été adoucis, et l'état de la santé visiblement amélioré. Dans l'asthme spasmodique il l'a trouvée utile unie à l'opium pour calmer les symptômes et modérer la violence des accès.

Nous croyons devoir avertir, avant de terminer cet article, que les essais qui semblent autoriser à donner la digitale dans les maladies inflammatoires n'étant pas assez nombreux et assez multipliés, on ne doit pas se hasarder à l'employer dans ces cas sans une extrême circonspection; que peut-être même il vaut mieux s'abstenir totalement de le faire. Cependant, si l'on s'en rapporte au témoignage de MM. Ferriar et Currie, qui ne peut être suspect, on ne court aucun risque de l'administrer dans les inflammations et les fièvres inflammatoires, toutefois avec les précautions requises et recommandées par Withering. Puisque nous en sommes sur les inflammations, je ne dois pas négliger d'avertir que le Dr Thornton a communiqué, dans ces derniers temps, à la Société Médicale de Londres, quelques observations qui prouvent l'efficacité de la digitale dans la fièvre scarlatine.

Ce seroit peut-être un service à rendre aux personnes qui ont un embonpoint extraordinaire et incommode, dont elles cherchent à se débarrasser par toutes sortes de moyens, que de leur indiquer, comme pouvant remplir ce but, la teinture, et sur-tout la poudre de digitale à petites doses fréquemment répétées. L'effet de ce remède dans l'anasarque, l'hydrothorax et l'ascite, consistant à évacuer les fluides épanchés, ou à empêcher leur effusion ultérieure, et les expériences de M. Salerne, consignées dans le Recueil de l'Académie des Sciences, pour l'année 1748, portent à croire que ce n'est pas sans raison qu'on a présumé que la graisse amassée dans le tissu cellulaire pourroit être reprise et résorbée à l'aide de ce secours, de la même manière que le sont les fluides épanchés dans les différentes hydropisies. J'avois proposé, dans les éditions précédentes de cet essai, ce même moyen aux *petites maîtresses* chez lesquelles un excès d'embonpoint vient déformer la beauté de la taille, et fait disparoître la régularité des traits du visage : un grave professeur, dont je respectois infiniment les avis, et dont je me garderai bien de troubler la cendre, me fit observer qu'il n'étoit pas décent de conseiller des moyens de cette nature, et me força de supprimer ce passage dans la première édition. Comme les raisonnements qui me furent allégués à cet égard ne me parurent pas très-concluants, que j'agissois plutôt par déférence que par conviction, et que je ne vois d'ailleurs rien d'indécent à se débarrasser d'un excès de graisse, souvent nuisible, parfois désagréable et toujours incommode, je laissai subsister dans la seconde édition cet alinéa tel que je l'avois écrit d'abord. Aujourd'hui, loin de le retrancher, je vais l'appuyer de l'autorité d'Hippocrate, de celle de Galien et de Darwin (1); et je croirai avoir suffisamment répondu aux objections plus spécieuses que solides de mon censeur trop sévère.

Hippocrate a conseillé aux personnes grasses qui veulent devenir minces (*qui graciles fieri volunt*), de travailler à jeûn, et de prendre des aliments avant de s'être reposées, et immédiatement après leur travail (2). Galien vouloit qu'on prescrivît à ceux qui désirent se défaire de beaucoup d'embonpoint, de se plonger dans de profondes méditations; et il assuroit avec raison que, par ce moyen, ils deviendroient maigres, plus que par la force de quelque médicament consumant que ce soit. Mais on sent bien que les conseils d'Hippocrate et ceux de Galien, excellents d'ailleurs pour des Grecs ou des Romains, ne peuvent se concilier avec le genre de vie, la volupté, la mollesse des femmes de nos jours, de celles surtout auxquelles j'avois spécialement adressé mes conseils, quoique d'une manière indirecte.

Les Anciens attachoient une espèce de honte à

(1) Ce médecin considère l'obésité comme un anasarque ou hydropisie de graisse, et il conseille pour y remédier, la compression, l'abstinence, la boisson prise en très-petite quantité, le sel ou les aliments salés, les cristaux de tartre; et, comme moyen le plus efficace, la teinture de digitale à petites doses souvent répétées. Vol. III, pag. 176.

(2) Περὶ διαίτης ὑγιεινῆς.

cet excès d'embonpoint ; et, quoique le régime de Sparte ne fût pas très-propre à en favoriser le développement, il y avoit néanmoins une loi dans cette république qui défendoit (aux hommes) d'être plus gras qu'il ne convenoit aux exercices du corps. En vertu de cette loi, tous les dix jours, ceux qui avoient atteint l'âge de puberté devoient se montrer nus aux magistrats. Lorsqu'ils étoient musculeux et robustes, on leur donnoit des loüanges ; mais, quand leurs membres étoient délicats et arrondis par la graisse, on les frappoit et on les punissoit (1). On me pardonnera, j'espère, cette petite digression, en faveur de sa briéveté et de la connexion qu'elle a avec mon sujet, auquel je m'empresse de revenir.

---

(1) Ephori Nauclidem, filium Polybiadis, nimiùm corpore pinguescentem, atque ingravescentem crassitie propter luxuriam et otium, è concione, spectantibus universis, deduxerunt, et exitû mulctam ei minitati sunt, nisi culpabilem vivendi rationem istam, magisque Ionicam quàm Lacedæmonicam, in posterum commutasset. Etenim ipsius formam et corporis habitudinem dedecus afferre tum Lacedæmoni, tum legibus. ΑΙΛΙΑΝΟΥ ποικιλης ιστόριας, p. 448.

CHAPITRE II.

Description, récolte, préparations, doses, antidotes, succédanées de la digitale.

La digitale pourprée (*digitalis purpurea*, L.), très-connue d'ailleurs, et assez communément répandue, a été rangée par Tournefort (1) et Ventenat au nombre des personées, et placée par Linné dans la Didynamie, Angiospermie, dont elle forme un genre comprenant neuf espèces (2). MM. de Jussieu (3) et Desfontaines l'ont mise dans la famille des scrofulaires, *scrofulariæ*.

On la reconnoît facilement aux caractères suivants :

Un calice persistant, profondément découpé en cinq segments par fois inégaux; une corolle

(1) Tournefort en a admis 21 espèces. *Voy*. Inst. R. H. Cl. III, G. II, *de Herbis flore monopetalo, anomalo, utrinque patente; et cor.*

(2) Dans sa F. S. 282. Linné a parlé d'une 10e espèce; mais il y en a une autre dont il n'a pas fait mention, non plus que les botanistes qui lui ont succédé, à laquelle on a donné le nom de *Digitalis epiglottis*, et assigné le caractère suivant : *Digitalis epiglottis, nova ex Pannoniâ species.* Essentia speciei consistit *in corolla subglobosa bilabiata; labio superiore longissimo, ostium floris obtegente. Habitus plantæ accedit ad digitalem ambiguam; sed grandior, et vitæ biennis.*

(3) *Voyez* dans l'ouvrage de M. de Jussieu, *Class. VIII, Ord. VII, Gen.* 17.

monopétale, à tube renflé, ouvert, rétréci à sa base; à limbe court, portant quatre divisions obtuses, inégales, la supérieure souvent échancrée; quatre étamines, dont deux plus courtes; un style simple ou bifurqué; une capsule ovoïde, séparée en deux loges par une double cloison, contenant dans chaque loge des semences nombreuses, petites, anguleuses, attachées à un placenta pyramidal.

Ses folioles calicinales sont ovales-aiguës; ses corolles obtuses ont la lèvre supérieure entière, et souvent échancrée; les parois inférieures du ventre parsemées de taches rouges œilletées, et de poils grêles et soyeux. Elle fleurit en juin, juillet, août. Sa tige a 6 à 9 décimètres de hauteur (2 à 3 pieds); elle est droite ou légèrement inclinée, ordinairement simple, velue, garnie de fleurs purpurines un peu pendantes, disposées en un long épi terminal, et auxquelles succèdent des capsules ovoïdes, pointues, à raies, renfermant une infinité de petites semences. Ses feuilles sont alternes, pétiolées, ou rétrécies à leur base, ovalaires, pointues, dentées en scie ou plutôt festonnées, molles (les inférieures sur-tout), cotonneuses et blanchâtres en dessous, rugueuses et d'un vert sombre en dessus. Il y en a une variété à fleurs blanches.

Elle est bisannuelle, se trouve sur les montagnes, le long des haies, dans les bois élevés, et dans les terrains arides et sablonneux, où elle croît avec une espèce de profusion ; aussi les environs de Paris en sont-ils abondamment pourvus, et sa présence désigne-t-elle assez ordinairement un pays maigre et peu fertile. L'Europe est le climat où elle paroît croître et habiter de préférence.

On la désigne vulgairement (1) sous les noms de *grande Digitale*, *Gantelée*, *Gants Notre-Dame*, *Doigtier ;* G. Bauhin la nommoit *Digitalis purpurea folio aspero ;* Tragus, *Campanula sylvestris ;* Cœsalpin, *Virga regia major flore purpureo*, *Fistula pastoris ;* Parkinson, *Digitalis purpurea vulgaris ;*

---

(1) Quant à son nom grec, c'est sans fondement qu'on a prétendu qu'elle étoit anciennement appelée θρυαλλίς ou λυγνῖτίς, ainsi que je l'ai déjà fait remarquer dans les premières éditions de cet ouvrage; mais il paroîtroit, d'après le témoignage de plusieurs auteurs, et les descriptions à la vérité fort imparfaites qui nous ont été transmises par les anciens botanistes, qu'ils la connoissoient sous le nom de βακκάρίς ou βακχαρίς, qu'on a rendu en latin par *baccar* ou *baccharis*. Ce qu'en dit Dioscoride, sous cette dénomination, s'aceorde en général assez bien avec les caractères connus de cette plante : *Herba est fruticosa.... hujus folia aspera, magnitudine inter violam et verbascum media : caulis angulosus, cubiti petens altitudinem, aliquantulùm asper, nec sine adnatis appendicibus, flores purpurei subalbicantes..... radices veratro nigro similes..... solùm amat asperum minimèque humidum.... cæterùm et ipse odor somnum gignit.* Je sais d'ailleurs parfaitement que des botanistes justement célèbres ont donné le nom de *baccharis* aux conizes.

Dalechamp veut que ce soit la *Calathiana viola Plinii*, et L'Écluse la *Baccharis* de Dioscoride. Les Anglais l'appellent *Purple Fox-glove, Lady's-gloves, Throat-wort;* les Allemands, *Rother Finger huth, Finger kraut;* les Belges, *Vinger hoet, Vinger-cruyt;* les Italiens, *Digitale purpurea* (1); les Espagnols, *Dedalera purpurea, Qualda perra.*

Plusieurs auteurs ont pensé avec Mossman qu'il n'étoit pas indifférent de cueillir, pour l'usage médicinal, les digitales qui croissent dans des lieux élevés et bien exposés au soleil, ou celles qui viennent à l'ombre et dans des endroits mal éclairés de ses rayons. Je crois avec eux que cette attention ne doit pas être négligée, et qu'il vaut mieux choisir celles qui ont été soumises à l'influence de la lumière (2), que celles qui ne sont point dans ce

---

(1) C. Gesner, en parlant de la digitale pourprée (*Hort. German.*), a dit, *Aralda*, Bononiæ vocatur cum eulogio, *chi tutte le piaghe salda.* Presque tous les auteurs qui sont venus après lui ont répété et copié servilement ce passage. J'ai rapporté moi-même, dans les éditions précédentes, l'espèce d'adage qu'il renferme, en faisant observer qu'ayant beaucoup voyagé en Italie, je n'en avois nullement entendu parler. Depuis j'ai cherché, mais en vain, dans plusieurs livres et quelques dictionnaires italiens, si j'y trouverois la digitale sous le nom d'*Aralda.* Ce mot est le féminin d'*Araldo*, en françois, héraut.

(2) On sait aujourd'hui, à n'en pouvoir douter, que la lumière solaire influe sur la coloration, l'accroissement, les qualités des plantes. Les expériences de Bonnet, d'Ingen-

cas ; les unes devant nécessairement jouir de propriétés plus constantes et plus marquées que les autres, qui sont bien plus susceptibles de tromper l'attente du praticien, et de l'induire en erreur.

Comme il est bon de faire la récolte de la digitale à une époque fixe et déterminée, et qu'il ne peut être indifférent de la cueillir dans tous les temps de l'année, l'instant le plus favorable pour cet objet, nous paroît être celui de la floraison ; par conséquent, les mois de juin et de juillet en France, ceux d'août et de septembre en Angleterre. C'est alors qu'elle jouit de son plus grand degré de vigueur ; c'est alors que, prête à transmettre par la voie de la génération son existence, elle est dans toute sa force et sa santé. Passé cette époque glorieuse, elle languit et se dessèche ; avant de l'avoir atteinte, elle croît et se développe : ses sucs n'ont pas encore acquis le degré de perfection suffisant, et doivent nécessairement être pourvus de propriétés moins puissantes. Il en est de cela comme de l'individu dont l'accroissement n'est pas encore terminé, et qui ne jouit qu'imparfaitement des prérogatives de son sexe. Est-il arrivé à l'âge de la puberté, à ce moment heureux où il va entrer en jouissance de ses facultés les plus nobles, on dit alors qu'il est à la fleur de ses ans, et cette com-

---

houz, de Méese, de Teissier et de plusieurs autres, l'étiolement, ont suffisamment prouvé cette influence.

paraison paroît avoir assez de fondement et de justesse.

Si cependant on avoit négligé de se procurer cette plante à l'époque de sa floraison, ce ne seroit pas une raison pour se dispenser d'en faire usage, puisque M. Waiblinger de Fulneck assure en avoir récolté au milieu de l'hiver de 1789, dont il éprouva d'excellents effets (1). Mais il est toujours plus certain d'en faire la récolte à l'époque que nous avons indiquée, si l'on ne veut s'exposer à la voir varier continuellement, et à manquer de produire les effets qu'on a lieu d'en attendre.

Comme la partie de cette plante à laquelle les modernes donnent la préférence, est la feuille verte ou sèche, il est utile de la prendre sur des individus qui jouissent du plus grand degré de vigueur et de force, et qui réunissent les qualités que nous avons indiquées précédemment. Il est important aussi de la dessécher avec précaution, afin de lui enlever le moins que possible de ses propriétés médicinales. On connoît parfaitement la manière d'opérer la dessiccation de cette partie des plantes; c'est pourquoi je ne m'arrêterai pas à la décrire.

---

(1) E. Darwin a dit qu'on pouvoit s'en procurer dans toutes les saisons de l'année, (*Botanic Garden, Cant.* II, Note, pag. 108). Mais il est certain qu'il y a une époque à laquelle ces feuilles sont presque entièrement mortes, et alors elles doivent avoir peu d'efficacité.

Cette dessiccation complètement achevée, il faut réduire en poudre les feuilles qu'on y a soumises; en séparer avec exactitude les côtes et les parties fibreuses, les rejeter, et conserver ce qui reste pour l'usage, avec le soin de le priver exactement du contact de l'air, et de n'en faire que la provision nécessaire pour la consommation d'une année, parce qu'à la longue il s'altère et perd une partie de ses vertus.

Il est une autre manière de conserver la digitale desséchée et réduite en poudre; c'est de la convertir en teinture, en la mélangeant avec une certaine quantité de bon esprit de vin. On prétend même que, traitée de la sorte, elle est moins sujette à perdre ses qualités, que simplement pulvérisée. C'est pourqupi il est bon d'en avoir des deux manières, afin, lorsque l'une des préparations a perdu de sa force, de pouvoir lui substituer l'autre.

Mc Lean préfère la teinture préparée avec les feuilles fraîches, à celle qu'on obtient quand elles sont sèches et réduites en poudre. *Voyez* ses formules (1) ci-dessous.

---

(1) ♃. *Fol. digit. purp. recent. exsiccat*..... ℥ j.
Spirit. vin. ten.................. ℥ viij.
M. Digere leni calore per dies septem, dein cola.

ou bien,

♃. *Fol. digit. purp. recent*.............. ℥ iv.
Spirit. vin. rectif.................. ℥ v.
M. Digere per dies septem leni calore, dein cola.

On a dit, dans le Journal de Médecine de Londres (1), que la dessiccation diminue leur activité médicale, et j'avois moi-même répété cette assertion, mais je ne sais trop si elle est bien vraie; car j'ai observé qu'après cette opération, lorsqu'elle est faite avec soin, l'odeur particulière de la digitale est en quelque façon plus forte qu'auparavant.

Le Dr Drake (2) a employé et recommandé la teinture préparée de la manière suivante : Prenez, feuilles de digitale pourprée sèches et réduites en poudre grossière, une once; esprit de vin rectifié, eau pure, de chaque deux onces; faites digérer pendant vingt-quatre heures en remuant souvent, et passez le tout pour l'usage. Quelques-uns ont cru nécessaire de prolonger la digestion jusqu'à quarante-huit heures; enfin, d'autres ont recommandé de ne point séparer la poudre de l'esprit de vin, et de les laisser continuellement l'une avec l'autre dans un vase bien fermé.

Voici la manière dont le Dr E. Darwin (3) a conseillé de faire cette teinture, à laquelle il croit le double avantage d'avoir toujours le même degré

(1) The London Medical Journal, vol. VI, 1785.

(2) A Letter to Dr BEDDOES on the use of Digitalis in Pulm. Consumpt. by Nathan DRAKE, 1799.

(3) Zoonomia, or the Laws of organic Life part. III. Containing the articles of the Materia Medica, with an Account of the operation of Medicines, 1801.

de force, et de pouvoir se garder pendant un temps assez considérable sans perdre ses propriétés. Mettez deux onces de digitale pourprée, séchée avec précaution, et grossièrement pulvérisée, dans un mélange de quatre onces d'esprit de vin rectifié et de quatre onces d'eau; placez-les à côté du feu, et laissez-y le vase pendant vingt-quatre heures, en l'agitant souvent. Au bout de ce temps, vous pouvez séparer la teinture du sédiment, et la filtrer à travers un papier gris (1).

Le Dr Fowler (2), qui a fait usage de la décoction, la préparoit comme il suit : Prenez, feuilles de digitale pourprée fraîches, deux onces; faites-les bouillir dans une livre d'eau pure, jusqu'à réduction de sept onces et demie. Passez le tout, et ajoutez-y une demi-once de teinture de cardamomum. On peut aussi se servir de la racine sèche (3), ou récente, de l'infusion, du suc exprimé des feuilles, de l'extrait; mais ces dernières

---

(1) Dans une note de son poëme (*Botanic Garden*) il conseille la décoction faite avec quatre onces de feuilles fraîches, deux pintes d'eau qu'on fait réduire à douze onces, et auxquelles on ajoute, après les avoir passées et pendant qu'elles sont encore chaudes, trois onces d'esprit de vin rectifié.

(2) Voyez *Letter from Dr Fowler, on the cure of Consumption*, 1799.

(3) L'auteur de l'*Art d'employer les Médicaments*, M. Jadelot, ne parle que de la décoction suivante, et ne fait

préparations n'ont rien de particulier, et l'on en fait d'ailleurs fort peu d'usage. J'emploie quelquefois un sirop préparé avec les feuilles fraîches dans la phthisie, et je donne assez souvent la teinture dans du vin blanc aux personnes attaquées de certaines hydropisies. En associant la poudre au vinaigre et au miel, on a un oxymel de digitale; enfin on peut l'incorporer, soit à de l'extrait de genièvre, soit avec le sirop des cinq racines apéritives, ou tout autre sirop qu'on jugera convenable : mais, lorsqu'on veut en déterminer les propriétés dans quelques cas, il faut toujours s'abstenir de ces diverses associations, et administrer ce médicament absolument seul.

En Allemagne, M. l'assesseur Flittner a proposé une teinture aquoso-éthérée de digitale pourprée, qui se fait avec l'eau distillée, l'éther sulfurique et les feuilles de cette plante. On peut voir, dans le Journal de Médecine de Hufeland, vol. XVI, cah. 1, la manière de composer cette teinture.

Je n'ai rapporté les diverses préparations qui

---

aucune mention des autres parties de la digitale qui sont généralement plus usitées que sa racine.

Pr. Racine sèche de digitale pourprée... 8 gramm.
Faites bouillir dans eau............ 1 litre.
Passez.

A boire presque froide, par verres, toutes les heures, dans certaines hydropisies, comme diurétique.

ont été successivement adoptées par les auteurs, qu'afin de laisser la liberté de choisir celles qui paroîtront convenir le mieux, et pour que l'on sache à quoi s'en tenir lorsque nous aurons occasion d'en parler dans la suite.

La dose de la poudre est depuis un grain jusqu'à cinq; celle de la plus forte teinture, depuis dix gouttes jusqu'à trente, quarante, cinquante, soixante et même cent, en allant progressivement; celle de la décoction et de l'infusion, d'une demi-once deux et trois fois par jour. On diminue de moitié ces quantités pour les enfants de cinq ans et au-dessous, et tous les deux jours on ajoute deux gouttes de la teinture, ou un demi-grain de la poudre, ou bien une quantité proportionnelle de l'infusion et de la décoction, jusqu'à ce que l'effet désiré ait eu lieu. Dans les pays chauds il est nécessaire que la dose soit un peu moins forte, et l'on en sait parfaitement la raison.

Le Dr Darwin (*Mat. Méd.*, pag. 486) a remarqué, avec assez de justesse, que le volume des gouttes d'un liquide étoit en raison de l'épaisseur des bords du vase dont on le tire (1). C'est pourquoi il a recommandé à ceux qui sont jaloux de

(1) C'est pour obvier à cet inconvénient que M. Schwilgué a proposé l'usage d'un tube évasé supérieurement, et étroit à sa partie inférieure, afin d'avoir des gouttes égales et comparables entre elles. *Voyez* sa Mat. méd., édit. de M. Nysten.

fixer jusqu'à un certain point la grosseur des gouttes de teinture de digitale, et qui désirent, sous un nombre déterminé de ces gouttes, donner toujours la même quantité de ce remède, de choisir une fiole de deux onces, d'y introduire et d'en faire ensuite dégoutter la teinture en question. Cette attention, qui pourroit paroître minutieuse lorsqu'il s'agit d'un remède peu violent, le paroîtra moins si l'on considère qu'il est question ici d'un médicament très-actif.

On peut employer comme véhicule de la poudre l'eau commune, pure ou distillée; pour celui de la teinture, l'eau de menthe, ou d'autres analogues qui peuvent suffire dans le plus grand nombre des cas; mais il est des circonstances dans lesquelles il peut être utile de leur joindre des remèdes plus énergiques, et nous aurons soin de les indiquer plus avant.

On est presque toujours maître aujourd'hui d'empêcher la digitale de produire de mauvais effets, quand on veut l'administrer de manière à ce que son action soit graduelle, et pour ainsi dire insensible. Si cependant, par un événement quelconque rare et imprévu, ou une idiosyncrasie particulière du sujet, la dose de ce remède se trouvoit trop forte, et produisoit des accidents, tels que les nausées, le vomissement des aliments ou des boissons, les vertiges, les illusions d'optique, etc., on a des moyens sûrs d'y remédier avec efficacité. Il suffit le plus souvent d'en suspendre l'administration, pour que ces accidents se dissipent d'eux-mêmes ; et, lorsqu'on veut les faire cesser sur le champ, on peut y parvenir à l'aide de l'alcool étendu, de l'éther, des acides végétaux ou minéraux, de l'opium, des vésicatoires appliqués à la région épigastrique, ou de tout autre secours employé contre les poisons végétaux (1). Lorsque la poudre est rejetée par le vomissement, ce qui arrive quelquefois chez les personnes sensibles et irritables, on peut prévenir cet événement en l'associant à la racine de colombo, qui m'a plusieurs fois réussi en pareil cas. Au surplus, je le répète encore, l'administration bien entendue de la digitale, et proportionnée à la force et à la susceptibilité des sujets, rend tous ces correctifs inutiles.

Le Dr Drake a rapporté un cas, dans *Medical and Physical Journal*, où une dose très-légère de cette plante ayant produit des désordres assez

(1) Le prof. Mahon (*Méd. lég.*) a rangé la digitale pourprée parmi les poisons âcres et à côté des drastiques les plus violents. Cet auteur ayant admis trois genres de poisons végétaux ; le premier, de narcotiques ; le second, de narcotico-âcres ; et le troisième, de simplement âcres, il me semble qu'elle auroit été plus convenablement placée dans le premier ou second genre, que dans le troisième. Il dit aussi que toute la plante est également vénéneuse, mais il est évident que les feuilles le sont plus que les fleurs, etc.

grands sur l'estomac et la tête, un peu de jus de limon procura un effet si avantageux et si rapide, que le vomissement et le vertige disparurent de suite, et qu'il se trouva à même de donner une quantité de teinture plus considérable qu'il ne l'avoit fait d'abord, non-seulement sans accidents subséquents, mais encore avec sûreté et facilité. Quelques gouttes de laudanum, ajoute-t-il, unies à la teinture de digitale, empêchent assez souvent qu'elle ne soit rejetée par le vomissement; mais l'addition de ce remède n'est pas très-efficace pour prévenir la sensation de langueur (1) et le mal de tête qui la suit.

M. Beddoes a inséré, dans le ve volume des *Medical Facts and Observations*, un cas d'empoisonnement (2) par la digitale, où l'opium, à petites doses (3), a été trouvé utile. Dans un de ses ouvrages il dit que cent gouttes de teinture de cette

---

(1) J'ai constamment réussi à dissiper cette espèce de langueur, les maux de tête et les nausées légères, en employant l'eau de mélisse ou de fleurs d'oranger, l'infusion de tilleul, ou même le café léger.

(2) Bulliard recommande, dans les cas d'empoisonnement par cette plante, la boisson abondante d'eau tiède avec de l'huile d'olive ou du beurre frais, le lait, les lavements émollients; enfin, de bons bouillons gras et quelques cuillerées de vin, dans lequel on a fait infuser de la cannelle. *Herb. de la France*, pl. 21.

(3) On peut voir ci-après, dans l'observation même du Dr Beddoes, les *petites* doses d'opium dont il est ici question.

plante ayant été données une fois par mégarde à un malade de Liverpool pour lequel on l'avoit consulté, le pouls, qui étoit à 116 battemens, descendit à 58, et que ce fut avec la perte momentanée de l'appétit, le seul inconvénient qui résulta de cette dose excessive. J'ai connu quelques personnes, ajoute-t-il, qui ont pris une petite cuillerée de la même teinture trois fois le jour sans en être incommodées. Un particulier, attaqué d'une fièvre intermittente, en a pris cent gouttes trois et quatre fois dans la journée sans en ressentir plus d'effet qu'une personne habituée aux liqueurs fermentées n'en auroit éprouvé de l'esprit de vin.

Les médecins anglais ont assigné à la digitale, d'après de simples soupçons, plusieurs succédanées, dont j'avois donné la liste dans les éditions précédentes ; mais ils ont pris, ce me semble, une peine bien inutile, d'abord parce que la digitale est très-commune, ensuite parce que, avant de s'occuper de remèdes analogues à un autre médicament, ou propre à le remplacer, il faut que les propriétés de celui dont il s'agit soient bien déterminées.

La digitale ambiguë (*digitalis ambigua*) a été employée avec succès par le professeur Carminati (*Hyg. Therap. et Mat. med.* tom. 4.), qui présume que les digitales *thapsi* et *ferrugineuse* réussiroient également, si on en faisoit l'essai. Il y a une autre espèce de digitale dont j'ai parlé précédemment, et que Linné n'a point indiquée, qui, selon M. Brera, mérite la préférence à cause de son efficacité. Cette espèce douée d'une saveur amère, qui laisse une impression assez vive sur la langue (1), a une grande activité, et présente de grands avantages; elle jouit de toutes les propriétés médicamenteuses qu'on attribue à la digitale pourprée, sans participer à ses qualités vénéneuses. M. Brera l'a donnée avec succès dans les hydropisies, à la dose d'un grain de quatre en quatre heures. Dans quelques cas il est parvenu à en faire prendre jusqu'à six grains de trois en trois heures, sans produire aucun mauvais effet.

CHAPITRE III.

Effets produits par la digitale.

Il y a nombre d'années que l'on sait que, parmi les phénomènes que produit la digitale, on doit ranger le vomissement, la purgation (2) quelquefois violente, et l'écoulement abondant des urines (3). On n'ignoroit pas non plus que la saveur de ses

(1) La digitale pourprée est aussi très-amère; il suffit d'en goûter pour s'en convaincre.

(2) Sommerseti Angliæ rustica turba hujus decocto febricitantibus purgationes et interdùm superpurgationes et vomitiones humidioribus alvo, molitur. Lobel, *Obs.*

(3) Le Dr N. Drake prétend qu'on n'a pas connu ses propriétés diurétiques avant 1770.

feuilles est amère et désagréable (1), qu'elles ont un certain degré d'âcreté (2), et qu'elles excitent une excrétion abondante de salive ; mais il falloit les expériences et les observations de ces derniers temps, pour faire connoître qu'à ces premiers effets, qui sont le plus souvent occasionnés par un excès de dose, on doit joindre les suivants, je veux dire, la diminution des battements du pouls (3), l'augmentation de l'appétit et de la puissance digestive, la somnolence ou le sommeil ; de la langueur, un excès de sensibilité, de la douleur de tête, des illusions d'optique, des vertiges, des nausées, et des vomissements bilieux. Sans doute cette série de phénomènes ne se présente pas constamment, et chez tous les malades ; il est même rare que les plus violents aient lieu, lorsqu'un médecin prudent dirige l'administration du remède ; mais il

(1) Gustu ingrato, exsiccante, aliquantum calido, et vulnerario : quare plurimi fit ad omnia vulnera sananda. Lobel, *Stirp. Adv.*

(2) Boerhaave a beaucoup exagéré cette âcreté, lorsqu'il a dit que ses feuilles ulcèrent et brûlent la bouche, la gorge, l'œsophage et l'estomac ; assertion que M. Fourcroy a répétée, en l'attribuant à Murray, qui cependant avoit cité les auteurs d'après lesquels il parloit ainsi.

(3) Les feuilles de la digitale pourprée, dit M. Thomson, sont encore, s'il est possible, plus puissantes que celles de la belladone : elles font diminuer le pouls très-sensiblement et sont diurétiques, comme plusieurs autres narcotiques très-vénéneux. *A System of Chemistry*, 3[d] ed. vol. v.

y en a toujours un plus ou moins grand nombre, suivant que les effets de la plante ont été plus ou moins prononcés, et que les sujets sont plus ou moins susceptibles de se laisser influencer par elle.

Voulant m'assurer par des expériences directes des effets qu'elle produit sur l'organe du goût, j'ai mâché une forte pincée de sa poudre provenant de feuilles que j'avois desséchées moi-même avec soin, et que je conservois depuis quelque temps. Elle m'a d'abord offert une saveur nauséabonde et herbacée; ensuite je l'ai trouvée fortement amère, et cette amertume m'a fait rendre une assez grande quantité de salive, dont l'excrétion a persisté quelque temps après que j'ai eu rejeté cette poudre que j'avois triturée sans mélange dans ma bouche. Ce n'est que lorsque la sensation d'amertume a été totalement dissipée, que j'ai cru m'apercevoir d'un sentiment léger d'âcreté dans le gosier. Elle m'a causé aussi une espèce d'envie de vomir, ou plutôt un foible soulèvement de cœur, et de la sécheresse à la bouche.

Personne ne conteste aujourd'hui l'action diurétique puissante de ce remède; une foule d'observations déposent même en sa faveur, et on pourroit alléguer le témoignage d'un grand nombre d'auteurs modernes, qui tous s'accordent sur ce point. Je me contenterai néanmoins de rapporter celui de M. Vaccà Berlinghieri, parce que ce médecin, qui a poussé le scepticisme et la sévérité jusqu'à nier des choses admises par tous les gens de l'art, n'a pu s'empêcher d'avouer que la digitale devoit être mise au nombre des diurétiques les plus actifs : *ma sopra tutti valorosi sono la scilla, la digitale purpurea*, etc. (1).

La diminution des battements des artères est un signe de son action, et une espèce d'indice à l'aide duquel on juge que la dose en a été poussée assez loin. Elle est ordinairement précédée d'un peu de malaise, d'une légère affection dans la vue, et d'une sensation de besoin ou de défaillance à la région épigastrique. Lorsque ces symptômes peu violents se manifestent, si l'on conduit bien l'administration du remède, on est, pour ainsi dire, maître de réduire les battements du pouls à un nombre donné, et de les maintenir dans cet état pendant un espace de temps illimité.

Que, si l'on veut pousser trop loin cette espèce de réduction des battements artériels, que de 120, par exemple, on tente de les amener à 70 ou 60 par minute, il arrive assez fréquemment des intermittences dans le pouls, et quelquefois un vomissement violent, dont la durée s'étend à plusieurs heures, même à des jours; ce symptôme qui, d'ailleurs, n'est pas très-dangereux, et s'arrête de lui-même, s'est présenté assez souvent chez

---

(1) Codice di Medicina sanzionato dall' esperienza, tom. 2. *Venezia*, 1800.

mes malades, dit Mossman, lorsque l'éloignement m'empêchoit de juger avec exactitude quand ils étoient sous l'influence de la plante; et j'ai observé qu'il étoit suivi, le plus ordinairement, d'effets manifestement salutaires. Au reste, comme nous avons eu soin de l'indiquer dans le courant de cet ouvrage, on a des moyens, pour ainsi dire, assurés de le faire cesser (1), et l'on peut y avoir recours lorsque sa violence a quelque chose d'inquiétant et de pénible pour le malade.

Le Dr Beddoes a éprouvé que, dans certaines circonstances, il se manifestoit une diminution notable dans les battements du pouls lorsque le malade étoit couché, ou dans une position horizontale; diminution qui n'étoit point sensible, et qui même cessoit d'avoir lieu dans la station. MM. Macdonald (2) et Crawfort (3) ont fait la même remarque. Il est bon d'être prévenu de cette disposition accidentelle, qui peut être utile pour reconnoître l'action de la plante, et d'où l'on peut partir comme d'un point fixe pour en diminuer progressivement la dose. M. Beddoes avoue qu'il a profité, dans plusieurs occasions, de ce moyen simple et facile, qui lui a parfaitement réussi. La première fois qu'il s'en est avisé, c'est chez un

---

(1) *Voyez* pag. 40.

(2) Medical and Physical Journal.

(3) Letter to Dr Beddoes, 1801.

homme dont le pouls, marquant 80 battements dans une position verticale, n'en offrit plus que 60 lorsque le sujet fut couché sur un sofa. St. Crawfort a rapporté un exemple où les pulsations, étant à 90 dans la station, tombèrent à 45 dans la position horizontale. Il a recommandé de faire une attention sérieuse à cet état du pouls, si l'on ne vouloit s'exposer à en réduire les battements à un degré d'abaissement incompatible avec la vie.

On peut voir, dans *West-Country Contributions* (1), la manière d'être du pouls pendant l'action de la digitale, à différentes époques de la journée et de la nuit. J'ai souvent trouvé depuis, dit l'auteur de cet ouvrage, une variation égale et semblable, soit que ce que l'on nous donne communément pour le caractère du pouls, ne corresponde qu'à une époque déterminée du jour, ou que j'aie rencontré moi-même des malades d'une disposition particulière, ce que je ne crois pas. Il faut sur-tout se garder d'examiner le pouls au moment du réveil, si l'on veut avoir une idée exacte de son état réel; car, comme l'a fort bien remarqué Galien (2), *Qui expergiscuntur, è vestigio pulsus magnos, vehementes, celeres, crebros, et cum quâdam vibratione habent; qui mox medio-*

---

(1) Pag. 528—9. *Voyez* ci-après l'observation que j'ai rapportée à la fin de cet ouvrage.

(2) De caus. puls. lib. 3, cap. x.

critatem assequuntur. M. Stoll (1) a fait long-temps après la même remarque, et on lui en a attribué tout l'honneur. *Nunquàm pulsum exploro*, a-t-il dit, *recenter evigilantium..... omnes enim è somno expergefactos calere multùm, febrire valentiùs*, *etc.*

Si le remède a été bien administré, et qu'il n'ait pas porté trop loin son atteinte, bientôt le pouls, en diminuant de fréquence et de vitesse, augmente de force, et quitte peu à peu cette espèce de constriction qui semble caractériser l'embarras des viscères. La diminution de la chaleur morbifique suit de près cette amélioration produite dans le pouls; et, à mesure qu'il perd de sa vélocité, qu'il acquiert plus de force et de souplesse, qu'il devient plus plein et plus régulier, on la voit s'abattre et avoir moins de violence. Je ne prétends pas dire par-là que la chaleur animale soit proportionnelle à l'activité de la circulation, puisque des observations multipliées contredisent cette hypothèse, et qu'il semble d'ailleurs plus naturel de rapporter au bien-être produit dans tout le système, la cessation graduelle de celle dont il est ici question, et qui paroît liée d'une manière presque inséparable à l'état pathologique où se trouvent les organes de la respiration.

La disposition au sommeil est si marquée chez quelques-uns de ceux qui font usage de la digi-

(1) Rat. Med. P^s. 2^a, pag. 287.

tale, que Beddoes assure avoir souvent entendu les malades lui répéter qu'ils dormiroient volontiers tout le jour, et qu'il les a vus se persuader qu'ils avoient pris une grande quantité d'opium, lorsqu'on ne leur en avoit pas donné un atome. C'est d'après plusieurs observations de cette nature qu'il s'est déterminé à donner cette plante dans l'insomnie, ainsi que nous l'avons indiqué précédemment.

Quant à la langueur, à l'excès de sensibilité, au mal de tête, au vomissement de matières bilieuses qui succèdent quelquefois à son emploi, il paroît qu'ils ont beaucoup d'analogie avec les mêmes accidents produits par une dose considérable d'opium; et ils sont presque toujours aussi l'effet d'une trop forte dose de digitale, ou de son application mal entendue.

Comme notre intention est de donner une idée exacte des effets que produit cette plante, sans déguiser les cas où elle a manqué de succès, et sans vouloir taire les exceptions que présente son usage, nous ne devons pas dissimuler qu'elle a quelquefois, rarement à la vérité, augmenté la vitesse du pouls au lieu de la diminuer. Ainsi, dans une circonstance on a vu les battements de l'artère s'élever de 76 à 120, avec chaleur à la peau et mal de tête. Dans deux occasions elle a semblé produire un mouvement fébrile et un changement de couleur à la peau. Chez un individu, 40 gouttes de sa teinture, prises deux fois le jour, ont été suivies si régulièrement d'une espèce d'ivresse (1), qu'il est impossible de douter que ce ne soit à elle qu'on doive en attribuer la cause. Enfin, elle peut produire la nausée et le vomissement comme nous l'avons déjà observé, devenir cathartique, ou pousser par les urines. Lorsqu'elle ne manifeste son action par aucun de ces phénomènes, qu'elle n'augmente point celle des premières voies, des reins ou du cerveau, elle se porte d'ordinaire sur le cœur et les poumons, où elle cause une palpitation pénible, un resserrement particulier, et de la gêne dans la respiration.

Un de ses effets qui n'est pas le moins singulier (2), et dont l'explication a paru assez difficile, c'est la puissance qu'on lui a reconnue, de diminuer les sécrétions morbifiques du pus ou du mucus, de dissiper les collections aqueuses, sans

---

(1) Suivant Salerne, les petits oiseaux, dit M. Fourcroy, sont enivrés, violemment purgés, et meurent par l'action de cette plante.

Les petits oiseaux dont a parlé M. Salerne (*Hist. de l'Acad. Roy. des Sc.*, 1748), sont des dindes. M. Fourcroy, qui avoit lu dans Murray : *Meleagrides post inebriationem, dejectiones cruentas et emaciationem necat,* a traduit les petits oiseaux, etc.

(2) Le célèbre Cullen a avoué, avec une franchise admirable, que la manière d'agir de la digitale dérangeoit un peu la théorie générale qu'il avoit adoptée pour expliquer l'action des diurétiques. *Materia medica*, vol. 2.

aucune évacuation extraordinaire apparente. Il est également difficile de concevoir pourquoi l'économie humaine, au lieu de s'habituer à l'effet de ce remède, comme elle le fait à l'égard de beaucoup d'autres, y devient au contraire plus sensible lorsqu'on en a usé pendant un certain temps; ce qui exige absolument qu'on en diminue souvent considérablement la dose, et cela d'une manière progressive.

Le Dr Sugrue (1), qui l'a employé dans plusieurs cas d'asthme, nous apprend qu'il produit dans cette maladie un effet qui a particulièrement attiré son attention. Le voici : Il a vu l'expectoration diminuer considérablement, et en même temps sa nécessité disparoître; ce qui montre combien l'action de cette plante diffère de celle des antimoniaux. Une autre différence non moins frappante, c'est que la digitale a paru moins efficace pour calmer les symptômes d'asthme, dans les cas où elle a produit la nausée ou le vertige, que dans les circonstances opposées; ce qui n'a pas lieu à l'égard des antimoniaux.

Tels sont en général les phénomènes les plus constants qui se présentent pendant l'usage de la digitale. On voit qu'il n'y en a aucun qui soit fort alarmant, et que ceux qui paroissent l'être davantage, doivent le plus souvent leur production

---

(1) Medical and Physical Journal, vol. 4.

à une dose trop considérable de ce remède. Les objections qu'on lui a suscitées, et qui ont pour base son excès d'activité, tombent donc, pour ainsi dire, d'elles-mêmes, et ne tiennent qu'à la manière de l'administrer.

C'est ainsi qu'on doit expliquer les évacuations, la violente anxiété, les douleurs, la cardialgie, le hoquet et le froid des extrémités dont furent saisis les deux malades cités par Lentin (*Beob. ein. kraŋkh.* S. 165.), et la mort occasionnée à une jeune fille de huit ans, racontée par Murray. En effet, les malades de Lentin avoient pris quelques verres (1) de décoction de cette plante; et celle de Murray avoit également été gouvernée avec témérité (*temerè*), et sans précaution. Si l'on pouvoit encore en douter, le témoignage de Quarin suffiroit pour en convaincre. Ce médecin a vu les sujets auxquels la digitale causoit des céphalalgies, des obscurcissements de la vue, des vertiges, guérir parfaitement lorsqu'on en diminuoit la dose.

---

(1) Ou bien je me suis trompé moi-même ici, ou M. Fourcroy a commis une petite inexactitude lorsqu'il a dit : Lentin a vu deux malades qui, par l'usage de deux tasses de décoction des feuilles de cette plante, ont éprouvé, etc. Le texte de Murray porte expressément : *Duo alii ægri ex decocti* aliquot *cyathis potis præter, etc.* Or, ce me semble, *aliquot* suppose au moins le nombre trois. Donc, etc.

CHAPITRE IV.

Analyse chimique de la digitale pourprée ; expériences sur les animaux à sang froid faites avec cette plante.

M. Geoffroy a fait l'analyse à la cornue des feuilles fraîches de digitale. Cinq livres de ces feuilles soumises à la distillation lui ont donné une livre, six onces, sept gros, soixante grains, d'un liquide d'abord rougeâtre, inodore, ensuite limpide, et d'une odeur et d'une saveur herbacée, légèrement acide ; trois livres, deux onces, sept gros, d'une liqueur limpide, inodore, fortement acide et austère ; deux onces, cinq gros, douze grains, d'une liqueur rousse, empyreumatique, fortement acide, austère, et légèrement salée ; une once, deux gros, d'une liqueur rousse imprégnée d'un sel *volatil urineux*, abondant, avec quelques grains de sel volatil concret ; une once, un gros, douze grains, d'une huile épaisse, semblable à du sirop. La masse noire qui restoit dans la cornue pesoit cinq onces, quatre gros, trente grains. Elle donna, par la calcination, deux onces et trente-six grains de cendres, qui, par la lixiviation, ont fourni trois gros, soixante grains, de sel fixe purement alcalin.

J'ai entrepris moi-même l'analyse chimique (1)

(1) M. H. Davy avoit promis de faire cette analyse : je ne

de cette plante, afin d'en connoître les parties constituantes, et elle m'a présenté les résultats suivants :

Six gros de feuilles de digitale pourprée bien desséchées, réduites en poudre et traitées par l'eau distillée dans un vaisseau fermé, ont donné une infusion visqueuse, fortement colorée, d'un jaune fauve tirant sur le brun, et un peu trouble. L'infusum de noix de galle n'y détermine aucune altération, ni changement de couleur bien sensible; le sulfate de fer y produit un précipité abondant qui paroît légèrement noir, ou gris d'ardoise, en le regardant à travers la liqueur; mais qui est d'un vert très-foncé, ainsi qu'il est facile de s'en assurer par la filtration : le liquide qui surnage est d'une couleur de citron très-foible. Cette infusion précipite aussi par la gélatine; le précipité qui en résulte est beaucoup moins abondant que celui qu'occasionne le sulfate de fer, et cependant il est assez considérable pour qu'on l'aperçoive d'une manière bien distincte, sur-tout au bout d'un certain temps. Conservée pendant trois jours dans un vaisseau fermé qui n'étoit qu'à moitié plein, et privée du contact de la lumière,

---

crois pas qu'il ait tenu sa promesse, ou du moins je l'ignore entièrement. Un chimiste françois, M. Destouches, s'en est occupé avant moi, mais son travail ne m'a été connu que lorsque le mien étoit achevé.

cette infusion s'est troublée, a changé de couleur en prenant une nuance un peu plus claire ; on voyoit des flocons blanchâtres nager dans son sein, et il y avoit un dépôt léger au fond du vase. En l'agitant elle moussoit facilement ; goûtée, elle n'avoit pas de saveur amère, mais elle étoit fade et nauséeuse ; soumise à la distillation, elle a donné une eau distillée claire et limpide, ayant une légère odeur herbacée ; évaporée à feu nu, et cependant à une douce chaleur, pendant tout le temps de l'évaporation, elle a exhalé une odeur forte et assez désagréable, et a laissé un extrait d'un vert foncé, presque noir, de consistance pilulaire, qui ne paroissoit point parfaitement homogène, et qui pesoit deux gros, soixante grains. Cet extrait, examiné par les différents réactifs, n'a rien présenté de bien particulier, et qui ne fût commun aux autres extraits aqueux.

Le résidu, inattaquable à l'eau, avoit, après sa dessiccation, une couleur grise un peu verdâtre, et une odeur analogue à celle du tabac : il pesoit trois gros, huit grains. Traité par l'alcool à trente et un degrés, ce liquide a pris instantanément une belle couleur vert-d'émeraude ; en ajoutant successivement de nouvelles quantités d'alcool, jusqu'à ce que ce menstrue ne se charge plus d'aucune matière colorante, on obtient une teinture spiritueuse dont la couleur va en diminuant insensiblement, et dont les dernières portions tirent sur le jaune. Une petite quantité de cette teinture essayée par le sulfate de fer dissous dans l'eau distillée, ne précipite d'abord que légèrement, mais ensuite elle donne un précipité abondant, perd sa belle couleur verte, et ne conserve plus qu'une légère nuance de citron.

Exposée aux rayons du soleil dans une fiole de verre blanc bouchée, cette teinture change de couleur, et devient d'un jaune d'or sans rien perdre de sa transparence.

Les diverses portions de cette teinture, réunies et filtrées, ont été mises dans une cornue de verre, et distillées. Dans ce cas, quoique soumise à l'ébullition, la teinture n'a pas changé de couleur, et n'est pas devenue jaune comme celle qui avoit été exposée aux rayons solaires. Le produit alcoolique qu'on en a retiré étoit sans couleur, sans odeur particulière, ne précipitant point par l'eau distillée (1), et ayant toutes les propriétés de l'alcool pur. J'en ai goûté moi-même, et j'en ai fait goûter à plusieurs personnes, qui ne lui ont trouvé aucun goût différent de celui de l'alcool rectifié. Sa pesanteur spécifique étoit un peu moindre qu'avant d'avoir servi. Lorsque la liqueur qui étoit dans la cornue a été réduite à une petite quantité, on a arrêté la distillation, et l'on a retiré ce qui restoit.

---

(1) La teinture elle-même ne précipite point avant la distillation, lorsqu'on la mêle avec de l'eau pure.

Il pouvoit y en avoir à peu près un petit gobelet. Ce liquide, d'un vert foncé, obscur, légèrement visqueux, a donné, par le refroidissement, un précipité assez abondant, et il s'est formé à sa surface une pellicule mince, en plusieurs parties séparées, semblable à celle qui est produite par le camphre en excès dans l'alcool, ou par un corps de nature graisseuse : on voyoit en outre nager dans son sein des espèces de petits flocons ressemblant à des paillettes, et qui paroissoient d'une couleur moins intense que la liqueur dans laquelle ils étoient suspendus. Cette liqueur filtrée, et ensuite abandonnée à l'évaporation spontanée à l'air libre, dans un vaisseau de verre légèrement évasé, s'est décolorée sensiblement, et a passé au jaune verdâtre. A mesure qu'elle diminuoit de volume, le précipité et les corps floconneux, suspendus dans son intérieur, se sont montrés plus abondants. Quelques portions de la pellicule qui la recouvroit s'étant attachées aux parois du vase, elles sont devenues entièrement blanches, après avoir été laissées à sec par suite de l'évaporation. Le précipité lui-même, lorsque la liqueur avoit diminué au moins des deux tiers, paroissoit aussi à travers cette liqueur sensiblement blanchâtre. En employant la chaleur pour accélérer l'évaporation qui se faisoit très-lentement, à cause de la concentration du liquide, on a obtenu un extrait d'un brun-jaunâtre, luisant et gluant; et, pendant cette opération, l'odeur qui s'est fait sentir étoit analogue à celle que répandoit l'infusion aqueuse dans le même cas, plus celle de l'alcool. Cet extrait pesoit douze grains; vu à contre-jour sur un morceau de papier, il paroissoit homogène et d'un jaune doré.

Il étoit resté sur le filtre une matière d'un vert foncé, onctueuse, ayant une odeur particulière, qui est, à peu de chose près, celle des feuilles de digitale, ou plutôt qui se rapproche de celle des épinards cuits; se décolorant par l'exposition à l'air, et disparoissant même entièrement à la longue. Étendue sur du papier blanc, cette matière est d'un très-beau vert; elle a du brillant, et présente l'aspect des couleurs à l'huile. En frottant avec le doigt le papier sur lequel elle étoit étendue, j'ai cru sentir une espèce d'odeur graisseuse (1),

(1) Selon toute apparence, cette matière est un corps gras : je ne puis décider si elle est de nature huileuse, savonneuse ou adipocireuse; je n'en avois pas recueilli une assez grande quantité pour la soumettre aux épreuves propres à décider cette question. Peut-être est-ce un savonule, ou une huile concrète : au premier aspect elle m'a paru avoir quelque analogie avec l'adipocire. Elle est unie à une certaine quantité de principe colorant; mais elle ne peut être elle-même le principe colorant, ainsi que l'a cru M. Destouches; d'abord parce qu'elle est trop peu abondante; ensuite parce qu'elle se décolore assez promptement au contact de l'air. Je pense que c'est elle qui, par sa présence,

en l'examinant de près : elle pesoit huit grains (1).

La poudre, après avoir été successivement traitée par l'eau et l'alcool, et avoir été dépouillée de ses principes solubles dans ces deux menstrues, offre, lorsqu'elle est parfaitement sèche, une couleur peu différente de celle qu'elle avoit avant d'avoir macéré dans l'alcool ; elle a une odeur herbacée très-foible, lorsqu'on l'approche tout près de l'organe de l'odorat ; elle ne pesoit plus alors que deux gros, soixante grains. Soumise à la distillation dans une cornue, elle a donné une eau roussâtre, une huile empyreumatique, noire, épaisse ; du carbonate, de l'acétate d'ammoniaque en assez grande quantité, et un charbon léger, qui a laissé, après son incinération, une poudre grisâtre du poids de seize grains.

---

donne aux feuilles de digitale fraîchement pulvérisées cette couleur d'un vert gai, qui s'affoiblit un peu lorsqu'elles ont été conservées pendant quelques jours seulement. Elles paroissent alors d'un vert tirant sur le jaune : cette nuance, qui est à peine sensible, s'aperçoit cependant en y regardant de près. Je me propose d'examiner plus amplement cette matière, d'en faire l'objet d'un nouveau travail, et de m'en procurer une assez grande quantité pour bien connoître sa nature et ses propriétés.

(1) Sa quantité dépend de l'époque de la filtration ; si l'on filtre la liqueur avant qu'elle ne soit réduite à un petit volume, cette matière est moins considérable : dans le cas contraire, elle est plus copieuse.

Cette poudre, soumise à l'action des différents réactifs, a présenté les résultats suivants :

1°. Carbonate de chaux..........	6 grains.
2°. Oxide de fer rouge...........	2
3°. Sable quartzeux (1)...........	3
4°. Phosphate de chaux..........	2
5°. Sulfate de potasse............	1
6°. Sulfate de chaux.. } des traces.	
7°. Muriate de chaux. } des traces.	
8°. Alcali carbonaté.. } des traces.	
9°. Charbon......................	1
TOTAL..............	15
PERTE............	1
	16

Résumé.

Extrait aqueux............	2 gros.	60 grains.
Extrait spiritueux.........	0	12
Précipité particulier.......	0	8
Poudre inerte.............	2	60
TOTAL.......	5	68
PERTE....		4
	6	00

(1) Ce produit varie; j'imagine qu'il est dû à la terre

Expériences sur les grenouilles, faites avec la digitale pourprée, par MM. King et Beddoes.

Deux grenouilles vives ayant été placées sous des récipients séparés et percés d'une ouverture à leur sommet, après avoir appliqué à la partie postérieure de la première un morceau de papier trempé dans une forte solution aqueuse d'opium, au même endroit de la seconde, un autre morceau de papier de pareille grandeur trempé dans une forte infusion de digitale, donnèrent l'une et l'autre des marques extraordinaires d'excitation, en sautant violemment et s'élevant sur leurs membres postérieurs contre les parois du récipient, s'étendant de manière à paroître tout-à-fait roides pendant quelques minutes.

Ces mouvements ayant diminué peu à peu, et s'étant presque dissipés au bout de trois quarts d'heure, on appliqua de nouveaux papiers préparés comme les précédents; la même excitation eut lieu, mais elle fut plus violente que dans le premier cas. Elle cessa complètement dans l'espace d'une heure. Quand elles commencèrent à être tranquilles, le plus léger attouchement avec une

---

adhérente aux feuilles de digitale. J'ai observé que, quoiqu'on les cueille par un temps sec, leur surface inférieure est toujours souillée par un peu de terre, ou de sable fin, dont il est difficile de les dépouiller entièrement.

plume, particulièrement aux parties génitales, ou dans leurs environs, les fit aussitôt tressaillir et sauter avec beaucoup d'impatience. Elles cessèrent cependant peu à peu d'être sensibles à cette manœuvre; et, une heure et demie après l'application des seconds papiers, elles tombèrent dans un engourdissement parfait. Les seules parties qui sembloient avoir conservé de l'irritabilité, furent les yeux, qu'elles ne fermèrent jamais. Je les pris sans la moindre précaution, et leur état de torpeur ne leur permit de mouvoir les membres que lorsqu'elles se sentirent renfermées dans ma main, et alors leurs efforts furent beaucoup plus foibles que de coutume. Je les mis de suite dans des vases de verre séparés contenant de l'eau froide; au moment de leur immersion, elles entrèrent dans des convulsions violentes, sur-tout celle qui avoit été stimulée par le moyen de l'opium : elle s'éleva contre les parois du vase, se soutenant sur ses membres postérieurs, étendus de manière à avoir la bouche au-dessus de la surface de l'eau, et respirant très-vite pendant trois ou quatre minutes. Celle qui avoit été soumise à l'influence de la digitale éprouva des convulsions moins violentes, prit une attitude semblable, qu'elle garda pendant environ une minute; au bout de ce temps elle descendit au fond du vase, et répéta trois fois la même chose dans l'espace de cinq minutes. Après cela je les plaçai sous des récipients secs qui communiquoient avec l'air extérieur par des ouvertures. Leur état, pendant deux heures qu'elles y furent renfermées, parut le même qu'avant l'expérience, que je répétai le jour suivant sur les mêmes grenouilles, de la même manière, et avec des résultats à très-peu près pareils. L'opium dont je me servis cette fois étoit affoibli par l'addition d'une once d'eau sur quarante grosses gouttes de solution. La grenouille à laquelle je l'appliquai fut visiblement affectée de la même manière qu'auparavant, mais à un moindre degré. Quand l'état de torpeur qui s'empara de l'une et de l'autre fut porté à son plus haut point, le contact léger d'une plume ne put les engager à se mouvoir; mais quand on les tourmentoit et qu'on les dérangeoit de leur place, elles entroient en convulsion, sur-tout celle qui, le jour précédent, avoit été stimulée par la digitale. L'expérience ayant été répétée en appliquant l'opium à celle qui avoit été soumise à la digitale, *et vice versâ*, a présenté le même résultat.

Deux autres grenouilles, prises le jour précédent, furent plongées immédiatement, au sortir de l'eau et pendant l'espace d'une minute, l'une dans une infusion aqueuse d'opium, l'autre dans une semblable infusion de digitale; une troisième, tirée de l'eau au même instant, fut placée sous un récipient séparé; ce qui eut également lieu à l'égard des deux premières. Celles-ci, aussitôt après leur immersion, commencèrent à respirer 60 ou 70 fois environ par minute, avec cette différence que celle qui avoit été plongée dans l'opium éprouva une respiration plus laborieuse, et durant un temps plus considérable. Celle qu'on avoit tirée de l'eau resta immobile pendant toutes ces entrefaites. Les deux autres commencèrent à se mouvoir irrégulièrement aussitôt qu'elles furent sous le vase de verre, tournant de côté et d'autre, allant quelquefois vers la lumière, d'autres fois à son opposé.

Après plus d'une heure elles continuoient encore de s'élever contre les parois du récipient. Celle qui avoit été plongée dans l'opium parut s'élancer à deux ou trois reprises contre le vase avec plus de force; mais on ne la vit point se mouvoir d'une manière plus constante que l'autre.

Au bout de quatre heures les récipients furent transportés sur un guéridon sec, et aussitôt après les petits animaux parurent couverts d'un enduit de mucosité fourni par la peau, dont le support du récipient fut aussi mouillé.

Les trois mêmes grenouilles demeurèrent hors de l'eau environ seize heures; deux d'entre elles furent alors immergées de nouveau dans les mêmes infusions. Cette fois seulement elles y restèrent pendant deux minutes : la tête et le corps n'y furent que pendant un temps très-court, la bouche étant maintenue fermée de manière qu'aucune portion du liquide n'y pénétrât. L'infusion d'opium étoit, dans ce cas comme dans les précédents, la plus forte possible. La troisième grenouille fut simplement plongée dans l'eau froide.

Chez les deux premières la respiration devint sur le champ vite et profonde, sur-tout chez celle qui avoit été dans l'opium; elle paroissoit éprouver de la gêne, mais montroit beaucoup moins de vivacité dans ses mouvements que celle qui avoit été dans la digitale. Chez toutes deux la sécrétion muqueuse de la peau se manifesta après un certain temps : il n'y eut rien de semblable chez la troisième, qui continua de rester sans mouvement, à son aise et sans accélération dans la respiration, exactement comme avant qu'on l'eût mise dans l'eau.

Nous avons vu ensemble, dit M. Beddoes, les phénomènes précédents; mais c'est M. King qui en a fait la relation, parce qu'il les a observés pendant plus de temps que moi, et parce qu'une pareille relation est d'ailleurs plus exacte, lorsqu'elle est faite par une personne dont l'esprit ne peut être préoccupé.

CHAPITRE V.

Manière d'administrer la digitale; régime à suivre; usage extérieur; auxiliaires de cette plante.

S'il est utile, pour obtenir du succès dans les maladies, de les combattre dans leur principe et à leur origine (1); s'il est nécessaire de s'opposer à leurs progrès destructeurs, avant qu'elles aient jeté de trop profondes racines, et qu'elles se soient élevées au-dessus de toutes les ressources de l'art, il n'est pas moins important de diriger l'administration des remèdes d'une manière convenable, et de les employer sous la forme qui paroît réussir le plus constamment. Peut-être même est-ce au peu d'attention et de soin qu'on a d'abord mis à cet objet, que sont dus les succès moins complets qui ont suivi les premiers essais faits avec la digitale, ou ses diverses préparations. Nous allons donc tâcher de donner quelques conseils déduits de la pratique, et que devront suivre ceux qui désirent faire une application avantageuse de cette plante.

Les expériences de Kinglake semblent démontrer que, sous aucune forme, elle n'opère avec autant de certitude et d'efficacité que sous celle de

(1) Morbos à principio curare oportet. Hipp. *de Loc. in Hom* n° 42.

teinture. La poudre est susceptible de causer des nausées, et de devenir cathartique, même à des doses très-bornées et au bout d'un certain temps. L'infusion et la décoction (1) possèdent aussi ces inconvénients, quoique à un moindre degré. Elles ont en outre une tendance à devenir diurétiques, qui semble être une raison pour les faire bannir du traitement de la consomption, et adopter lorsqu'il s'agit de combattre l'hydropisie ou les hydropisies.

Il ne sera pas inutile d'observer que, dans cette dernière maladie, la digitale donnée à des doses capables d'exciter la nausée, ou de produire des effets évidemment narcotiques, n'opère pas comme diurétique. Presque toujours ses effets sédatifs excluent son action diurétique. La diarrhée qui survient quelquefois pendant son usage, produit le même phénomène. Au surplus, si dans la première quinzaine elle ne répond point à l'attente du praticien, le meilleur moyen est de lui substituer quelques autres diurétiques actifs; l'expérience ayant démontré que souvent après avoir échoué avec un premier remède, on réussit parfaitement à l'aide d'un second, ou même d'un troisième.

---

(1) Les Allemands ont employé l'extrait, mais ils paroissent l'avoir abandonné aussi bien que le suc exprimé. *Voy.* Tromsdorff. M. Brera dit cependant s'être servi avec succès de l'extrait de *digitalis epiglottis*.

Sous quelque forme qu'on administre la digitale, les effets en seront en général plus certains, et les irrégularités plus efficacement prévenues, si l'on commence par de petites doses, graduellement augmentées ; si l'on répète ces doses à de courts intervalles, et qu'on les dispose en conséquence ; si, au lieu de les séparer par de longs espaces de temps, et de mettre entre elles des distances plus ou moins considérables, on en réitère fréquemment l'application, et l'on en augmente la quantité d'une manière progressive.

Sa suspension temporaire, et son interruption momentanée, loin d'en seconder les heureux effets, nuisent au contraire à ses succès ; il paroît donc préférable et même essentiel, de ne point en discontinuer l'usage une fois qu'on l'a commencé ou entrepris.

Il est utile aussi (dans la consomption (1) surtout) qu'elle affecte le système d'une manière douce et peu marquée ; il est avantageux dans cette maladie qu'elle se porte et s'étende sur toute l'économie, plutôt que de se borner à une partie, et d'y déployer une action décidée et violente. Mossman a recommandé de s'arranger de telle

(1) Toutes les fois que j'ai employé le mot *consomption* dans le cours de cet Essai, je m'en suis servi, à l'exemple des Anglais, comme du synonyme de phthisie.

J'ai pris aussi assez généralement le mot *système* dans l'acception que lui donnent les Anglais.

sorte, qu'aucun phénomène ne se présente avant la fin de la première semaine ou le commencement de la seconde, après laquelle on en a ordonné l'emploi. Le Dr Withering (1) semble avoir voulu indiquer cette manière de l'administrer, lorsqu'il a observé qu'il étoit porté à croire qu'on pouvoit opérer la guérison sans mettre d'interruption dans son usage.

Cependant, lorsque la digitale, donnée d'une manière douce, ne produit aucun bon effet, et que le malade n'est pas très-abattu, il peut être parfois utile de l'administrer à des doses capables de produire la nausée ou le vomissement. Dans quelques cas, l'expectoration purulente a diminué à chaque vomissement; et, par le moyen de petites quantités données dans les intervalles, elle n'est point revenue avec autant d'abondance.

L'instant le plus favorable pour la faire prendre dans la phthisie, est à peu près une demi-heure avant le retour accoutumé du paroxysme fébrile, et plus particulièrement avant l'exacerbation du soir. On réussit quelquefois par ce moyen à prévenir ou à modérer considérablement l'accès de fièvre hectique, ce qui est extrêmement important.

---

(1) *He observes that* from some recent cases, he is induced to think that the Digitalis may be given in small doses, so as to cure the disease without interruption.

L'observation ayant démontré que les personnes les plus robustes couroient des chances plus multipliées de se rétablir au moyen de la digitale, que celles d'une constitution foible et délicate, on en a conclu que la diète animale et fortifiante étoit la mieux indiquée pendant l'usage de ce remède : Beddoes en fait un précepte dans le traitement de la consomption pulmonaire par cette plante; il va même jusqu'à permettre les liqueurs fermentées, lorsqu'elles ne produisent ni toux, ni chaleur à la peau. Dans ce cas il les défend expressément. Le principe sur lequel est fondé ce régime, dit-il, est bien simple; puisque la digitale réussit moins bien chez les foibles et les nécessiteux (1), que chez les gens robustes et bien nourris, il est facile de concevoir qu'une diète généreuse, en mettant la constitution dans l'état le plus favorable, doit donner de plus grandes espérances d'obtenir la guérison; ce qui m'a d'ailleurs confirmé dans cette opinion, à l'égard de laquelle j'avois déja manifesté ma façon de voir dans un autre ouvrage (2),

(1) Le manque complet de réussite, dit ce médecin, m'a paru, d'un côté, plus fréquent chez les gens pauvres et nécessiteux; de l'autre, chez les femmes d'une haute condition, qui, par foiblesse héréditaire, défaut d'exercice en plein air, d'appétit et de bonne digestion, ressemblent plutôt à des ombres d'humains, qu'à des composés de sang, de chair et d'os.

(2) Contributions to Physical and Medical Knowledge, principally from West of England, 1799, pag. 634—5.

c'est en général le rapport de divers médecins, et en particulier un mémoire intéressant du Dr Magennis de l'hôpital R. N. de Plymouth, renfermant le détail de soixante-douze cas de phthisies commençantes ou confirmées et traitées (1) par la digitale. Il paroît que vingt-cinq de ces malades, attaqués d'ulcération au poumon, ont été guéris, ainsi que quinze qui en étoient à la période qui précède l'ulcération. Outre cela, treize dans un degré peu avancé d'ulcération, ont été laissés considérablement soulagés, ainsi que neuf qui en étoient à une période moins fâcheuse. Dans dix cas le remède a manqué de succès, mais il a apporté un soulagement considérable dans plusieurs de ces cas. Chez quelques individus il n'a été employé que de dix jours à trois semaines : chez d'autres la guérison sembloit presque assurée, mais on a jugé qu'elle avoit été prévenue par l'exposition au froid ; de manière que l'on est à peu près autorisé à supposer qu'à l'aide des moyens auxiliaires et des soins subséquents, presque tous les malades auroient été guéris de la phthisie.

M. Kinglake pense aussi que la diète nourrissante est un puissant moyen de seconder les effets

(1) Chez des marins, tous plus ou moins robustes. M. Valentin, à son retour d'Angleterre (en 1805), a parlé de ces observations du Dr Magennis, comme étant les plus marquantes de celles qui avoient été faites au sujet de la digitale dans ce pays.

salutaires produits par la digitale. Il veut qu'on l'emploie en petite quantité, et à des intervalles très-rapprochés, avec le soin de la diminuer considérablement, ou même de la supprimer tout-à-fait après cinq heures du soir, parce que c'est à cette époque que le retour du paroxysme ou de l'exacerbation fébrile (1) se déclare, que la digestion en seroit troublée, et l'estomac dérangé; que la toux et la difficulté de respirer en résulteroient, rendroient la nuit mauvaise, et affoibliroient le sujet.

Le Dr Lettsom est du même avis, et croit avoir observé qu'on réussit mieux avec la digitale chez les gens robustes des campagnes, que chez les personnes délicates, et habituées au séjour des grandes villes. Je ne dois cependant pas laisser ignorer que l'opinion du Dr Withering étoit totalement opposée aux précédentes, puisqu'il parle d'affoiblir la constitution, comme d'un moyen préparatoire à l'usage de ce remède.

Pour moi je crois avec William May (2), que, dans le plus grand nombre des cas de phthisie, la diète animale et nourrissante est celle qui mérite

---

(1) Cette importante règle pratique a été reconnue et recommandée dès l'antiquité la plus reculée. *In exacerbationibus, cibum refugere oportet, exhibere enim noxium, et quæcumque per circuitus ingravescunt, in ipsis accessionibus reformidare oportet.* Aph. 11. S. I. HIPPOCRATES.

(2) Essay on Pulmonary Consumptions, etc. Lond. 1792.

la préférence. L'expérience que j'ai acquise à cet égard m'a jusqu'ici pleinement confirmé dans cette façon de penser, qui est en opposition avec celle de plusieurs illustres praticiens. Au reste, aujourd'hui en Angleterre, c'est cette méthode qui a prévalu, et je ne vois pas qu'on s'en trouve plus mal. On ne peut nier cependant qu'il n'y ait des exceptions plus ou moins nombreuses; et ce seroit avancer une opinion contraire à la vérité, que de soutenir qu'on doit adopter exclusivement une semblable pratique. Par exemple, il y a des cas de phthisie commençante, dans lesquels l'inflammation du poumon marche de pair avec la formation des tubercules. Lorsque cette complication existe, il n'y a pas de doute qu'on ne doive suivre un régime sévère, jusqu'à ce que l'état inflammatoire soit considérablement abattu ou entièrement dissipé.

L'emploi des frictions (1) fortes, faites au moyen d'une brosse de crin, pendant dix ou quinze minutes, et toutes les trois ou quatre heures, sur les

(1) Ceux qui seroient curieux de connoître un traité complet sur les frictions faites avec les substances animales ou végétales, peuvent consulter Val. Luig. Brera, *Anatripsologia, ossia dottrina delle frizioni, che comprende il nuovo metodo d'agire sul corpo umano per mezzo di frizioni fatti cogli umori animali e colle varie sostanze, che all' ordinario si somministrano internamente.* Ediz. 4ª. Pavia, 1800.

régions du thorax et de l'estomac, qu'on doit mouiller préalablement avec la teinture de digitale, a paru à Kinglake seconder les bons effets de cette plante prise à l'intérieur. Beddoes, ne l'ayant jamais employée à l'extérieur sans avoir en même temps donné d'autres remèdes, avoue qu'il ne peut rien dire de positif à cet égard. Il propose cependant de pratiquer des frictions rudes, dans les cas où la manière accoutumée de l'administrer a manqué de succès.

On peut voir dans l'ouvrage de M. Brera, cité précédemment, ainsi que dans celui de M. Chrestien, intitulé de la *Méthode ïatraleptique*, publié récemment, des exemples de guérisons opérées par les frictions de digitale. Le premier a obtenu des succès avec cette plante unie à l'opium, au suc gastrique et à la graisse, chez un jeune sujet auquel il étoit survenu de l'enflure aux jambes après une dyssenterie, etc. Le second a rapporté plusieurs observations qui prouvent l'efficacité de ce remède employé extérieurement : j'en ai moi-même recueilli quelques-unes qui sont favorables à cette manière de l'administrer. On peut se servir alors de la poudre incorporée dans de la salive, dans du suc gastrique, ou de la graisse; ou bien tout bonnement de la teinture et même de la décoction. Quand on emploie la poudre, la dose est de douze, dix-huit, vingt-quatre grains, quelquefois d'un demi-gros, qu'on fait macérer dans suffisante quantité de salive. Si l'on choisit la teinture, on ne risque rien d'en user trois gros, ou une demi-once à chaque friction, ayant d'ailleurs égard à l'âge, à la constitution et aux forces du malade. En général il vaut mieux commencer par une quantité moins considérable qu'on augmente progressivement.

Si l'on en croit les premiers observateurs, l'application extérieure des feuilles de digitale est presque aussi efficace dans les écrouelles que son administration intérieure. On applique ces feuilles broyées ou mêlées à des graisses (Parkinson). Le liniment fait avec les fleurs (1) possède, selon Bate, la même vertu; Hulse avoit sur-tout remarqué le succès de cette pratique dans les scrofules humides ou suppurantes (2), et son peu de réussite dans les tumeurs sèches. Les médecins et chirurgiens de l'hôpital de Worcester (*Pract. Essays*) ont aussi

(1) Les herboristes de Paris font sécher des fleurs de digitale pourprée : j'en ai vu d'étalées sur leurs boutiques; mais j'ignore à quel usage ils les destinent, et pour quelle maladie ils les vendent.

(2) Je ne sais d'après quel fondement M. Fourcroy prête à Hulse une opinion entièrement opposée à celle que nous lui donnons ici avec Ray, qui tenoit lui-même de première main (*ex relatione viri amicissimi, etc. D. E. Hulse*), ce qu'il a avancé dans les termes suivants : *Unguentum hoc* (ex Digit.) *in scrofulis humidis et purè manantibus præcipuè utile est, in siccis parùm valet;* d'autant que Murray a d'ailleurs adopté ce passage, en le citant sans y rien changer quant au fond.

attesté l'efficacité de ces feuilles en cataplasme et en onguent, et ont vanté leur excellence dans une multitude d'exemples.

On a demandé si la vapeur d'eau chargée de digitale ne pourroit pas être utile dans quelques maladies. On a également proposé de se servir des parties constituantes de cette plante, décomposées et rendues aériformes, soit par les fumigations, soit par la distillation. Jusqu'à présent ces deux questions sont restées indéterminées, faute d'expérimentateurs.

Mossman dit cependant avoir prescrit l'inhalation d'éther en vapeur, auquel il avoit combiné la digitale ; mais il avoue en même temps que son expérience est trop peu étendue pour dire quelque chose de décisif à ce sujet. Il paroît très-porté à croire que l'application locale de ce remède présenteroit dans l'ulcère des poumons des avantages précieux, et qu'on pourroit faire à cet égard des tentatives utiles.

Plusieurs praticiens, qui se sont occupés de recherches concernant la guérison des maladies cutanées, ont trouvé que la gale et les affections de cette nature cédoient également bien à la digitale, à la clématite, la dentelaire et l'aristoloche.

Il m'est arrivé dans quelques cas où j'éprouvois de la difficulté à faire prendre ce remède par la bouche, soit à cause de la disposition particulière des sujets, de leur sensibilité excessive, ou de leur répugnance invincible, de l'administrer en lavements. Je me suis si bien trouvé de cette méthode dans plusieurs circonstances, que je ne manque jamais d'y avoir recours toutes les fois que l'occasion s'en présente. Je crois avoir remarqué que de cette manière ses effets diurétiques se manifestent plus promptement et avec plus d'intensité; c'est pourquoi je donne la préférence à ce mode d'administration, quand il s'agit de déterminer une évacuation abondante et rapide des urines, et qu'il y auroit du danger à temporiser, *periculum in morâ*.

Lorsqu'on a employé sans succès la digitale à son état de simplicité, c'est-à-dire, sans le secours d'aucun autre remède, il ne faut pas pour cela perdre courage, et l'expérience a démontré qu'on pouvoit encore réussir en la combinant avec diverses substances que nous allons détailler.

Son union avec l'opium à fortes doses, avec les amers, les scillitiques, la jusquiame et la ciguë, a paru dans certaines circonstances aider puissamment ses effets curatifs. Ainsi, on a vu des cas où sa teinture n'ayant produit aucun effet sensible sur le pouls, on est parvenu, par l'addition de l'opium, au but désiré. Dans d'autres, c'est à l'extrait de ciguë qu'on a dû une partie des succès qu'on n'avoit pu d'abord obtenir à l'aide du remède à son état simple. Dans d'autres enfin, les pilules de scille, l'infusion de gentiane, l'eau de menthe poivrée, ont produit d'excellents effets. On ne sauroit donc trop recommander d'employer ces différents auxiliaires, dans les occasions où le remède isolé a été sans efficacité.

La vertu somnifère de la digitale semble avoir suggéré au Dr Beddoes la première idée de son association à l'opium, association qu'il s'est ensuite félicité d'avoir opérée dans plusieurs circonstances. C'est d'après l'affinité qu'il a soupçonnée entre cette plante, l'opium et les amers, qu'il a conçu l'espoir de les associer d'une manière utile les uns et les autres. Si je devois représenter la digitale sur un plan graphique, je la placerois, dit-il, non pas tout-à-fait à côté de l'opium, mais à une certaine distance : d'une autre part, je voudrois qu'elle fût contiguë aux toniques végétaux et aux amers. Je n'entends parler ici que des phénomènes présentés par le système vital, estimant fort peu l'analyse chimique actuelle pour la solution de cette question.

Nous avons vu précédemment que Barr de Birmingham avoit obtenu du succès de l'inhalation du gaz oxigène aidée de la digitale ; d'autres ont prétendu que l'inhalation de ce gaz, après avoir mis la constitution à l'abri de l'état fébrile par le moyen de la digitale seule, convenoit spécialement dans les cas de phthisie qui succèdent à la chlorose ; ils ont même soupçonné que ce moyen seroit préférable aux préparations martiales. On sent que ces idées sont purement théoriques, et que, pour être adoptées, il leur faut absolument la sanction de l'expérience..

Pour répondre au désir qu'a manifesté Beddoes d'avoir un auxiliaire de la digitale, Thomas a proposé la mixture de myrrhe du Dr M. Griffith, et le vomissement deux fois par semaine avec le vitriol de cuivre (1)..La dose la mieux adaptée de teinture de digitale peut être ajoutée à chaque prise de la mixture, et donnée de cette manière. Cette méthode, adoptée en plusieurs occasions par son auteur, semble lui avoir procuré des avantages assez marqués. Si la mixture n'étoit pas aisément supportée par l'estomac, ou que sa saveur nauséabonde fût un obstacle à son emploi, on pourroit alors faire entrer la myrrhe et les autres ingrédients dans des pilules, et donner la digitale dans une once d'infusion de Quassia, comme le pratique le Dr Drake. S. Morgan (2) assure qu'au moyen de cette infusion à laquelle on ajoutoit une certaine quantité d'opium, la teinture de digitale donnée à d'assez

---

(1) Le Dr Maryatt semble être le premier qui ait employé le sulfate de cuivre comme émétique dans les cas de phthisie. Le Dr Senter * assure avoir guéri, par ce moyen et la mixture de Griffith, plusieurs hectiques scrofuleux. Simmons avoit recommandé jadis le vitriol romain. Sharp s'est servi de celui de cuivre uni à la digitale et à l'opium contre l'hydropisie.

(2) Letter to Dr Beddoes, 1801.

* Transactions of the College of Physicians of Philadelphia, vol. 1.

fortes doses, et trois fois par jour, n'a jamais occasionné de nausée ou de vomissement.

Afin de terminer ce que nous avions à dire relativement aux auxiliaires de la digitale, nous ferons observer que le Dr Ferriar l'a trouvée plus efficace étant unie au sulfate de fer, à la myrrhe, au quinquina et autres toniques, dans les cas de phthisie scrofuleuse; tandis que son union avec l'opium, les diurétiques et les mucilagineux, lui a paru plus convenable dans la consomption inflammatoire (*florid*). Le Dr Beddoes s'est demandé à lui-même si les personnes qui ne sont point habituées à la bière ne pourroient pas employer utilement les préparations de houblon, comme auxiliaires de l'opium et de la digitale.

Dans les cas où cette dernière plante, soit seule, soit unie à quelques-uns des auxiliaires que nous venons d'énumérer, manque de succès contre la consomption, on lui a quelquefois substitué avec avantage le calomel, à la dose d'un demi-grain ou d'un grain, deux fois par jour. Beddoes dit avoir donné l'*hydrargirus cum cretâ*, les pilules mercurielles, à la place du calomel, sans en avoir aperçu de différences bien marquées. M. Ryan de Kilkenny a trouvé ce dernier remède très-efficace dans le premier degré de la phthisie, et avant qu'il y eût aucune apparence de pus dans les crachats.

Ce seroit peut-être ici le lieu de parler des essais qui ont été faits à l'institution de médecine pneumatique, concernant le séjour dans des étables de vaches, et dans des appartements entretenus à un dégré de chaleur toujours égale, puisque ce sont des moyens qui ont accéléré les guérisons opérées par le secours de la digitale. Cependant, comme ils paroissent ne s'y rapporter que d'une manière très-indirecte, nous croyons inutile d'entrer dans quelque espèce de détail à leur égard, et nous renverrons aux ouvrages qui en ont traité, et particulièrement à celui du Dr Beddoes (1).

De quelque manière qu'on ait employé la digitale, il importe, sur-tout lorsque ses bons effets ont été marqués, et qu'elle a produit du soulagement, d'en continuer l'usage un certain espace de temps après la guérison, et jusqu'à ce que le malade auquel on l'a conseillée ou fait prendre, paroisse entièrement libre et débarrassé; autrement l'on s'exposeroit à revoir paroître bientôt les accidents qu'on avoit à combattre, et peut-être ne les dompteroit-on pas avec autant de facilité à la seconde fois qu'à la première; car, comme le savent fort bien tous ceux qui ont fréquenté des malades et vu des maladies, les rechutes sont souvent plus terribles et plus à craindre que le mal même d'où elles dérivent. Nous croyons donc devoir insister particulièrement sur ces deux points, qui sont de

(1) Considerations on a modified Atmosphere in Consumptive Cases, 1801.

ne pas entreprendre la guérison trop tard, et lorsqu'elle est une fois en bon train, de ne rien négliger pour l'accomplir entièrement. De même que le pilote habile redouble d'efforts et de vigilance lorsqu'il arrive près du port, le médecin prudent, s'il ne veut échouer dans sa course, ne doit point ralentir son zèle, et son activité précieuse, et s'en laisser imposer par le calme trompeur qui succède à la tempête.

CHAPITRE VI.

Mode d'action de la digitale. Darwin, Beddoes, Mossman, Klutterbuck, Schwilgué, Kinglake, l'Auteur.

La manière dont agissent les médicaments sur le corps humain étant extrêmement obscure, et offrant par conséquent un vaste champ aux conjectures, nous croyons, avant d'entamer cet article, devoir avertir que nous ne garantissons aucune des explications que nous allons y rapporter. Les auteurs eux-mêmes qui les ont proposées, ont eu soin, la plupart du temps, de prévenir qu'ils ne les offroient que comme des hypothèses plus ou moins probables. Il y auroit donc de la témérité à les donner pour des vérités incontestables. Aussi c'est ce que nous ne prétendons pas faire. Sans doute il seroit extrêmement important de connoître pourquoi et comment les remèdes agissent; mais, puisque l'on ne peut avoir là-dessus que des approximations, il faut savoir s'y tenir, et tâcher de suppléer à la connoissance des causes par celle des effets que nous sommes presque toujours à même de saisir. Il est à peu près indifférent qu'on choisisse une explication plutôt qu'une autre : ce qui ne peut l'être autant, c'est qu'on aille faire des applications indiscrètes de la théorie à la pratique, ou qu'on se laisse guider par des considérations purement hypothétiques. On ne devroit donc jamais s'écarter de cette excellente et sage règle que M. Stoll a tracée dans ses Aphorismes, et qui a été jugée digne de servir d'inscription à un lieu public d'enseignement médical : *Numquàm aliquid magni facias, ex merâ hypothesi, aut opinione.*

Et certes, nous sommes bien éloigné de penser avec Beddoes, que les remèdes et les organes sur lesquels ils agissent, sont des composés chimiques qui se modifient les uns et les autres, jusqu'à ce que toute la constitution ait éprouvé un changement dans sa composition, et par suite dans ses actions. Nous sommes encore plus éloigné de penser, avec le même auteur, que l'hypothèse qui fait dépendre leur action du principe vital, soit contraire aux règles communes de la philosophie ; et nous avons même de la peine à concevoir comment, avec tout son mérite, ce médecin a pu avancer des propositions de cette nature, qui sont elles-mêmes contraires aux principes de la saine philosophie. Son amour pour la chimie l'a sans doute emporté dans ce moment ; et cette science, qui lui a donné de si grandes espérances d'être utile à l'humanité, a pu seule un instant lui fasciner les yeux, et lui faire oublier combien les agrégats chimiques sont différents des corps organisés : mais ne nous écartons point trop de notre sujet, et, en voulant éviter Carybde, n'allons point nous engouffrer dans Scylla.

Commençons donc le compte que nous nous sommes proposé de rendre, par MM. Darwin (1), Fowler et Drake, qui ont eu à peu près la même opinion touchant le mode d'action de la digitale, et qui ont pensé que les bons effets qu'elle produit devoient être attribués au pouvoir qu'elle a de diminuer la sécrétion, et d'augmenter l'absorption pulmonaire. Voici comment l'auteur de *Zoonomia*, qui a placé la digitale dans ses classes *Sorbentia et Invertentia*, en explique la manière d'agir. Le stimulus violent que cause ce remède, dit-il, jette l'estomac dans une espèce d'engourdissement suivi d'un sentiment de langueur qui dure plusieurs heures, et même quelquefois plusieurs jours, et qui est dû au grand épuisement du pouvoir sensitif (2) d'association de ce viscère. L'action du cœur

---

(1) *Zoonomia, or the Laws of organic Life, by E. Darwing, Third edition*, Lond. 1801.

(2) Materia Medica.

et des artères s'affoiblit à raison du manque d'excitement du pouvoir sensitif d'association ; enfin, les absorbants du tissu cellulaire agissent avec plus de force, en conséquence de l'accumulation de la puissance sensitive d'association qui s'opère dans le cœur et les artères réduits à un état de torpeur. (*Voyez* l'explication de ce phénomène, Suppl. I, 12). Plus loin il ajoute : Il y a tout lieu de croire que les forts émétiques, comme la digitale, stimulent d'abord les vaisseaux absorbants de l'estomac, et les portent à une action considérable ; que le mouvement rétrograde de ces absorbants survient bientôt après, leur faisant verser dans l'estomac la lymphe qu'ils viennent d'y puiser, ou qui leur est fournie par les autres branches de lymphatiques. La quantité de cette effusion de lymphe, dans certaines maladies, comme le cholera, est vraiment inconcevable ; ce mouvement rétrograde, qui, des absorbants de l'estomac, se porte sur l'estomac lui-même, semble tirer sa source de l'épuisement ou de la débilité qui succède au dègré extraordinaire d'action auquel ils ont d'abord été livrés. L'omission d'un stimulus ordinaire, par exemple, de nourriture sans épices ou sans vin, entraîne l'estomac de ceux qui sont habitués au vin et aux épices à la nausée ou au vomissement. Dans ce cas le manque d'énergie de l'estomac est dû au défaut de stimulus habituel, tandis que l'action de vomir, produite par la digitale, est due au manque de pouvoir sensitif, préalablement épuisé par l'excès de stimulus de ce remède. *Voy.* S. 34, I. 3, Cl. 4, I, 1, 2.

Telle est la manière dont l'ingénieux auteur de *Zoonomia* et de *Botanic Garden* a expliqué le mode d'action de la digitale. Elle pourra paroître un peu obscure à ceux qui ne sont point au fait de ses théories des autres phénomènes de l'économie animale; cependant elle a quelque chose de vraisemblable, je dirois même volontiers quelque chose de flatteur et de séduisant.

A cette explication, peut-être plus ingénieuse que réelle, mais qui rendroit raison jusqu'à un certain point des effets produits par la plante, McLean a opposé l'efficacité médicale de cette plante, aussi et même plus marquée dans les cas où il n'y a pas surcroît de pus et de mucus, que dans ceux où ces deux fluides abondent. Il prétend qu'on doit en rapporter les bons effets à la propriété qu'elle a de corriger l'état morbifique de tout le système, et par suite les phénomènes plus ou moins nombreux qui en résultent. C'est à cette propriété, dit-il, que je suis disposé à attribuer à un haut degré les avantages précieux que produit ce remède dans cette maladie déplorable (la consomption). Dans le fait, si le plus ordinairement il a une telle prépondérance sur le cœur qu'il puisse en amener les battements de 120 ou 140 à 50 par minute; s'il diminue, et il le fait d'une manière des plus extraordinaires, la toux, l'irritation des poumons et même des diverses autres parties du corps, les avantages qui en résulteront devront être incalculables : les vaisseaux des viscères malades seront mis en état de sécréter des fluides doux et sains; chaque organe se trouvera dans le cas d'accomplir ses fonctions d'une manière régulière et salubre; et l'unisson ainsi que l'harmonie qui constituent la santé s'établiront dans toute l'économie.

Cette manière de rendre raison du mode d'action de la digitale est si générale, qu'on pourroit presque lui refuser le titre d'explication. En effet, elle ne décide point comment cette plante agit sur tout le système, et laisse par conséquent la question indéterminée. Il est très-sûr qu'elle ne procure point la guérison sans opérer sur le système, mais il paroît assez difficile qu'elle guérisse la partie malade sans porter spécialement son action sur elle, soit en l'affectant spécifiquement, soit par voie de sympathie. J'aimerois donc mieux attribuer la cure à l'action directe ou sympathique du remède sur la partie affectée, que d'en faire honneur, avec M[c]Lean, à l'influence qu'il peut avoir sur tout le reste du corps.

Le D[r] Beddoes (1) a cherché de son côté à résoudre le problème, et à expliquer la manière

(1) On the Power and Agency of Digitalis.

d'agir de la digitale. Il a cru trouver beaucoup d'analogie entre le mal de cœur qu'elle produit, et celui que cause la navigation. Il prétend avoir remarqué que les personnes qui ont été soulagées ou guéries par les voyages de mer, n'appartenoient point à la division foible des consomptionnaires. C'est ce qui l'a engagé à avancer que les femmes délicates pourroient bien ne pas éprouver un grand soulagement de ce dernier moyen. Au reste il a eu soin d'avertir qu'il ne donnoit cette dernière proposition que comme une conjecture, vers laquelle il désiroit tourner l'attention des observateurs.

Quant à ce qui concerne les changements produits sur le pouls par ce remède, il rejette l'explication qu'offre le système de John Brown. Il paroît totalement disposé à refuser à la digitale une vertu sédative, quoiqu'il reconnoisse qu'elle a beaucoup d'affinité avec l'opium, et qu'elle produit le sommeil dans plusieurs circonstances. Il est porté à croire qu'elle augmente toujours la force de la circulation, lorsqu'on la donne de manière à ne pas entraîner la nausée ou la langueur. Il s'est assuré de ce qu'il avance à ce sujet, au moyen d'un instrument (1) destiné à mesurer la force du pouls,

(1) Il a bien senti lui-même que cet instrument ne pouvoit être employé pour déterminer, d'une manière exacte et rigoureuse, la force du choc artériel : aussi ne s'est-il proposé que d'avoir des approximations qui peuvent suffire dans le plus grand nombre des cas.

dont il a conçu l'idée, et qui a été exécuté par Weldon. Au surplus, voici comme il s'exprime à cet égard dans son ouvrage : Si l'on me demandoit d'offrir mes conjectures concernant la façon d'agir en général, de la digitale, peut-être dirois-je qu'elle augmente l'action organique de la fibre contractile autant et plus que l'opium, mais qu'elle n'accroît pas aussi immédiatement celle des nerfs. En la comparant aux amers et aux toniques végétaux, je retournerois la proposition, lui attribuant un pouvoir plus considérable qu'à ces derniers pour augmenter cette action organique des nerfs. C'est à ces deux propriétés réunies (de l'opium et des toniques), et qui semblent si bien combinées dans la digitale, qu'est dû le pouvoir qu'elle a de diminuer assez communément, non pas constamment, la fréquence du pouls. J'ai été conduit par le rapport hypothétique que j'ai établi avec assez de justesse entre la digitale, l'opium et les amers, à donner ces substances comme auxiliaires les unes des autres, et je crois que la digitale, jointe aux amers, agira sur le pouls dans des cas où elle ne le feroit pas étant seule. Je suppose de même que, lorsque l'opium ne produit pas son effet somnifère, on pourroit l'obtenir en diminuant considérablement la quantité de ce remède, et y substituant une forte portion d'amers (1).

---

(1) Ce soupçon paroît d'autant mieux fondé, que Valle-

Ce médecin termine son explication, qu'il n'a proposée qu'avec défiance, et qu'il regarde comme incomplète et grossière, par dire : Je m'imagine que la digitale produit une excitation tellement modérée dans tout le système, qu'elle résiste au paroxysme de froid de la fièvre hectique ; la suspension de cette fièvre peut souvent être prise à témoin de cette conjecture, quoique la toux et l'expectoration continuent d'exister. L'effet produit sur le lieu malade lui est commun, et se propage aux autres parties du corps, de manière que, si celles qui constituent l'organisation sont susceptibles de recevoir et de soutenir une certaine force d'action, la maladie diminuera, les exhalants de la surface saine et ulcérée des poumons fourniront moins de pus et de mucus ; les lymphatiques absorberont davantage ; les nerfs perdront leur sensibilité acquise, et la toux s'abattra. Mais, si les fibres contractiles sont foibles, un changement aussi salutaire ne pourra avoir lieu. Au reste je ne puis supposer que, dans l'hydropisie ou l'hémoptysie, les absorbants ou les veines soient excités d'une

---

sius et Brudus Lusitanus ont observé qu'un moyen d'augmenter et de rendre le sommeil aux convalescents tourmentés par des veilles opiniâtres, étoit de leur donner des forces par une nourriture abondante et de bonne qualité. Il peut donc se trouver des cas où, l'insomnie étant produite par la foiblesse, les toniques joints à l'opium produisent un effet qu'il n'auroit pu causer lui seul.

manière entièrement différente et plus directe.

Quel que soit le sort de cette explication, que son auteur n'a pas prétendu garantir, il a cru cependant devoir prévenir qu'un assez grand nombre de faits l'autorisoient à engager de temporiser ceux qui déduisent de la diminution du nombre des battements du pouls celle de l'action vitale, et qui concluent de là à la possibilité d'employer la digitale dans le plus haut période inflammatoire. Dans la pleurésie, par exemple, si quelqu'un, dit-il, étoit assez fou ou bien assez méchant pour laisser de côté la ressource presque certaine qu'offre la lancette, en faveur de la vertu sédative de la digitale, il augmenteroit la maladie, j'en suis presque certain, s'il s'en tenoit à des doses modérées. Si au contraire, avec ce remède, il faisoit des saignées copieuses, sa pratique ne seroit pas rationnelle, le bien-être produit par l'opération pouvant masquer les mauvais effets causés par le remède. Peut-être même, en raison de la susceptibilité du système, les inconvénients seroient-ils plus grands qu'on n'auroit lieu de le craindre, en partant d'expériences qui ont été faites dans un état non inflammatoire (1). Il est possible qu'une dose consi-

(1) Ce qui prouve la fausseté de ces conjectures du Dr Beddoes, c'est que depuis quelque temps on a employé la digitale avec succès dans plusieurs inflammations aiguës, ainsi que j'ai eu soin de l'indiquer dans le premier Chapitre de cet Essai.

dérable, en faisant évanouir la période d'excitation, produisît l'effet désiré. D'après ce principe l'opium seroit souverain dans la pleurésie; mais je ne connois personne qui crût se justifier en procédant d'après un principe de cette nature. S'il se trouve quelqu'un d'assez hardi pour tenter un pareil moyen, il est bon qu'on lui fasse connoître clairement tout ce qu'il peut risquer.

Telle est la manière dont l'auteur de l'*Institution pneumatique* s'est exprimé sur le mode d'action de la digitale. Voici l'explication qu'a proposée un autre de ses partisans, qui jouit d'ailleurs de quelque célébrité : je veux parler de Mossman (1), dont j'ai déjà eu occasion de citer plusieurs fois les observations. Selon ce praticien éclairé, on doit exclusivement attribuer l'efficacité de cette plante à son empire sur le cœur et les artères. Le passage du sang à travers les poumons devenant moins rapide, les sécrétions de cet organe doivent être moins abondantes ; la dyspnée, la toux doivent diminuer ; enfin la fièvre symptomatique, quelle qu'en soit d'ailleurs la cause, doit être efficaeement domptée, et par conséquent les évacuations qui l'accompagnent doivent devenir inutiles.

Le même auteur est persuadé que la digitale

(1) Essay on Scrofula, etc., with Observations on the medicinal Powers of the Digitalis.

possède une vertu directement sédative (1) à l'application de laquelle on doit attribuer la diminution de l'irritabilité musculaire, et rapporter l'action salutaire produite dans le cours de la consomption pulmonaire. Il pense qu'on peut raisonnablement douter si elle affecte le système des vaisseaux absorbants autrement qu'en interceptant l'afflux ultérieur des fluides, et facilitant par ce moyen la résorption de ce qui en est épanché : au reste, ajoute-t-il, l'ordre d'action de ces vaisseaux n'est peut-être pas encore assez connu.

Quant à ceux qui prétendent que l'empire de la digitale sur le pouls doit être attribué à la nausée qu'elle produit, et qu'on peut occasionner le même effet en donnant une substance quelconque susceptible de causer la nausée, il leur répond que les substances nauséeuses, en même temps qu'elles diminuent la vitesse du pouls, diminuent aussi la force de ses battements; que leur action est bientôt passée ; que la digitale peut généralement produire

(1) C'étoit aussi l'opinion d'un homme qui a exercé la médecine avec distinction pendant près de cinquante ans, dans une des plus grandes villes de l'Europe, le Dr W. Heberden. Quel que soit le principe vital, dit-il, l'expérience nous a enseigné plusieurs moyens sûrs d'affoiblir ou de fortifier son action. Lorsqu'il s'agit de l'affoiblir, la digitale est un des plus puissants remèdes que nous ayons, ainsi que tous les poisons narcotiques. Au contraire, quand il faut la fortifier, etc. *Comm. on Hist. and Cur. of Dis.* 2[d]. ed.

ses effets, sans entraîner la nausée, sans affoiblir les battements de l'artère, et qu'ils sont uniformes et permanents. Cette plante possède d'ailleurs la propriété particulière de retarder la vitesse de la masse circulatoire, sans porter atteinte à la force du système. L'action de l'opium ressemble, à quelques égards, à celle de la digitale; mais ses effets ne sont pas aussi durables; et, s'ils l'étoient, nous ne pourrions soumettre un malade à l'influence de ce remède pendant quelque temps, sans qu'il en résultât des suites funestes. Qu'un individu attaqué d'une expectoration abondante, prenne de l'opium à plusieurs reprises, les poumons seront aussitôt accablés d'une charge considérable de fluide, qui sera expectoré avec la plus grande difficulté; mais que dans des circonstances absolument semblables, on donne la digitale, la sécrétion pulmonaire et les symptômes qui y ont rapport, seront le plus souvent entièrement prévenus, et la petite portion de pus ou de mucus dont la sécrétion continuera de se faire, sera expectorée avec la plus grande facilité.

En terminant l'exposition de sa théorie, Mossman s'exprime ainsi : Le mode d'action de ce remède n'a peut-être pas encore été bien connu; mes idées sur ce sujet sont probablement imparfaites, ou même erronées; mais je ne puis douter de l'exactitude de mes observations concernant son efficacité, et j'ai la croyance la plus entière que la fièvre hectique et ses appendices pourront être domptées, et que la terreur des maladies du poumon disparoîtra, au moyen de son emploi régulier et bien dirigé.

Un médecin de Londres, qui a écrit dernièrement sur la fièvre, M. Clutterbuck (1), explique de la manière suivante l'action de la digitale sur le pouls. On croit généralement, dit-il, que cette plante agit uniquement sur le cœur en diminuant sa force et son action, mais c'est sans aucun fondement. Je ne l'ai jamais vue réduire la fréquence du pouls d'une manière marquée, sans observer en même temps un dérangement manifeste dans les fonctions du cerveau; et d'ailleurs elle ne ralentit pas simplement les battements des artères, elle les rend souvent plus ou moins irréguliers. En outre, il n'est pas toujours en notre pouvoir de produire ces effets, de quelque manière que nous administrions la digitale; c'est pourquoi je la range parmi les excitants du sensorium, et je pense que c'est par cet intermédiaire qu'elle agit sur le système vasculaire.

J'ai observé de près et à plusieurs reprises les effets qui en résultent, quand on l'a fait prendre en assez grande quantité pour causer l'agitation, le vertige, le trouble de la vue, et j'ai remarqué

(1) An Inquiry into the Seat and Nature of Fever, etc. London, 1807.

qu'au lieu d'augmenter, comme l'opium et l'alcool, l'action vasculaire du cerveau, elle produit au contraire la pâleur de la face, la langueur et l'enfoncement des yeux, et la cessation du mal de tête lorsqu'il y en avoit auparavant. Dans tous les cas ses effets sont très-différents de ceux de l'opium et du vin.

M. Schwilgué, qui a placé toutes les plantes vireuses au nombre des toniques (*Mat. méd.* 2e édit.), y range aussi la digitale. Il est quelques toniques, dit-il, qui en même temps peuvent déterminer la sédation des propriétés vitales animales, et de la contractilité organique sensible du conduit alimentaire. Les médicaments préparés avec les feuilles de digitale pourprée, et administrés de la manière indiquée, exercent une action tonique très-intense qui présente des particularités dignes d'attention. Ils déterminent une chaleur âcre (1) dans la gorge et dans l'estomac, augmentent la sécrétion salivaire; ils excitent l'appétit, facilitent les digestions, occasionnent facilement l'anxiété, des nausées, le vomissement et la purgation même à petite dose.

Il me reste, pour achever l'exposition des di-

(1) M. Schwilgué a un peu exagéré ce sentiment d'âcreté qui se fait sentir à la gorge, et non à l'estomac; mais en cela il a plutôt suivi l'opinion des auteurs qui l'ont précédé, qu'il n'a émis son propre avis.

verses opinions des auteurs concernant le *modus operandi* de la digitale, à présenter celle de M. Kinglake (1). Comme elle m'a paru la plus singulière, je l'ai réservée pour la dernière; j'avouerai même que je ne la trouve pas très-vraisemblable.

Après avoir fait sentir la nécessité d'une explication physiologique pour bien diriger l'emploi des remèdes, M. Kinglake commence par rejeter la théorie qui considère la digitale comme susceptible d'exciter d'une manière particulière la contraction des vaisseaux lymphatiques, et de diminuer celle du cœur et des artères. Cette théorie, il est vrai, paroît fondée sur le retardement qui se manifeste dans le pouls, sur la disparition supposée des tubercules, et la cessation de l'afflux des humeurs aux poumons; mais est-il juste, s'écrie-t-il, d'inférer que la modification de la vitesse morbifique du mouvement propulsif du cœur et des artères, soit l'effet de la diminution de force? Et peut-on raisonnablement admettre que le même agent soit capable d'affecter d'une manière opposée l'excitabilité artérielle et celle des lymphatiques? Le retard du pouls, produit par l'action salutaire de la digitale, est le même que celui qui résulte de l'action fortifiante du quinquina, de l'opium,

---

(1) Cases and Observations on the medicinal Efficacy of Digitalis purpurea in Phthisis pulmonalis, with Speculations on its Modus operandi, etc. Lond. 1801.

du vin, d'une diète nourrissante, d'un sommeil réparateur, de la tranquillité de l'esprit, de la convalescence, du passage de l'enfance à la puberté, du bain chaud, et de toute autre position dans une température également et uniformément élevée.

Dans toutes ces occasions différentes, le pouls, quoique moins vite et moins fréquent, n'est pas pour cela moins fort et moins énergique; au contraire, l'action du cœur et des artères se trouvant augmentée, il est plus plein, plus souple et mieux développé; ses parois se rapprochent davantage à chaque systole, et s'éloignent d'autant à chaque diastole suivante. A ces effets sont inséparablement liées l'augmentation de la force et la lenteur de la pulsation, ainsi que la transmission d'une plus grande quantité de sang (dans un temps donné), que cela ne pourroit se faire dans le cas d'action artérielle, comparativement petite, foible et rapide. On peut donc conclure de là que la digitale, en retardant le pouls, agit comme un stimulant, et qu'elle produit ses effets curatifs dans les maladies dues à la foiblesse générale, en affectant spécialement, et d'une manière particulière à ses propriétés actives, la puissance motrice vitale. L'efficacité qu'on lui a reconnue pour réparer les dérangements locaux qui existent dans la structure des parties, ne provient point non plus de cette propriété supposée et contradictoire, au moyen de laquelle on a cru qu'elle pouvoit abattre l'énergie de contraction des exhalants, et exciter celle des inhalants ou lymphatiques.

A cette dernière hypothèse on peut, dit-il, opposer l'impossibilité physique apparente, et qu'aucune expérience n'a encore constatée, de la puissance contractile des lymphatiques. Pour lui, il leur refuse entièrement cette force contractile, et s'attache à prouver, avec certains détails, leur existence passive. Je ne sais si ses efforts, à cet égard, méritent une grande considération, quoiqu'il s'étaye de l'autorité du Dr Marshall, démonstrateur d'anatomie à Londres.

Il pense que les concrétions tuberculeuses, au lieu de disparoître et de s'effacer entièrement, d'être reprises par les absorbants, restent stationnaires (1) et isolées comme les tumeurs indolentes, les espèces d'excroissances qui se voient souvent à la surface du corps; que les poumons, perdant leur sensibilité vicieuse, cessent d'être susceptibles d'aucune impression de la part de ces indurations formées dans leur propre sein; enfin, il aime mieux croire que la matière purulente, fournie par une surface ulcérée, est décomposée, et s'échappe sous forme de ses principes élémen-

(1) Il n'existe point de preuves, dit-il, d'engorgements tuberculeux des poumons complètement dissipés, soit par une décomposition graduelle, et moins encore par la puissance de *démolition* et de *déglutition* qu'on a attribuée avec absurdité aux lymphatiques.

taires, que d'adopter qu'elle est absorbée par les vaisseaux lymphatiques. Son opinion touchant les tubercules est fondée sur une (1) ouverture de cadavre, dont il a été témoin lui-même, il n'y a pas bien long-temps. La personne qui en a fait le sujet, étoit morte à la suite d'un hydrothorax survenu à une phthisie pulmonaire, dans laquelle on avoit donné la digitale avec quelque apparence de succès (2); mais le bien-être ne s'étant pas soutenu, et ayant été de fort peu de durée, le malade tomba dans l'hydrothorax et mourut. A l'ouverture de son cadavre on trouva les poumons entièrement tuberculeux. M. Kinglake demande alors s'il est possible que les bons effets de la digitale, ayant dissipé les tubercules primitivement existants, il s'en soit reformé une aussi grande quantité dans un espace de temps très-court. Une autre raison qu'il donne à l'appui de son hypothèse, c'est qu'on trouve souvent des indurations tuberculeuses dans les poumons des animaux bien portants, et qu'on en rencontre dans les cadavres qui n'ont présenté, pendant leur vie, aucun symptôme de maladie du poumon.

Il se résume en disant qu'il est possible de rendre

---

(1) Peut-être auroit-il fallu, avant de tirer des conclusions, avoir un plus grand nombre de faits.

(2) Voyez *Essay on Consomption, by Dr Beddoes*, 2d éd. pag. 301.

raison de l'action de la digitale, en la considérant comme un puissant narcotique stimulant, capable d'imprimer à l'estomac un supplément d'énergie de mouvement (1). Elle semble, ajoute-t-il, avoir la propriété de pénétrer chaque fibre, et d'augmenter les forces vitales. Il est évident, d'après cela, que, si on ne l'applique point avec une grande précaution, elle peut être suivie d'un excitation pernicieuse, et terminer par ajouter indirectement à la débilité existante. On peut observer, en outre, que l'influence narcotique de cette plante est une preuve de plus de sa propriété stimulante, et qui vient à l'appui de l'explication que nous avons donnée de la circulation lymphatique, puisqu'aucun effet narcotique ne peut avoir lieu sans un violent excitement préalable (2).

Voilà en gros quelle est la façon de penser de M. Kinglake, sur la manière d'agir de la digitale. On n'a pas à lui reprocher, sans doute, de s'être

---

(1) Les Brownistes attribuent au mouvement des solides l'origine de toutes les actions vitales. Le Dr Darwin a voulu expliquer la formation des idées par les trémoussements des *fibres* cérébrales; et la vision, par les contractions de cette membrane extrêmement déliée, qu'on connoît sous le nom de *rétine;* et cette hypothèse l'a conduit à penser que les plantes ont des idées : étrange assertion, dont M. Chrichton a fait sentir tout le ridicule et la vanité.

(2) Cette opinion, qui est celle de Brown, a quelque apparence de vérité. Cependant il n'est pas encore prouvé que les choses se passent ainsi.

traîné servilement sur les traces de ses prédécesseurs ; mais n'auroit-on pas d'autres reproches à lui faire ? et n'a-t-il pas été obligé, pour concilier sa théorie avec les faits, d'adopter des sentiments contraires aux opinions reçues, et de plier, de rapprocher d'une manière forcée, certains phénomènes de l'économie animale, afin de les faire cadrer avec cette même théorie ? Au surplus je ne prétends point la présenter comme entièrement dénuée de fondement, et je laisse à ceux qui me liront à en apprécier la valeur, et à en tirer le parti qu'ils jugeront convenable.

Après avoir donné une idée aussi complète que possible des diverses opinions qu'on a eues sur le compte de la digitale, il me reste à proposer celle qui m'est propre. A la vérité le respect et la déférence que je dois aux auteurs dont je viens de parler, et avec lesquels, je l'avoue, je ne puis me mettre en parallèle, sembleroient devoir m'arrêter et me retenir ; mais, d'un autre côté, la nécessité m'oblige d'enfreindre la loi que le respect semble m'imposer. Je vais donc rompre le silence, et présenter mes conjectures. La façon dont je conçois qu'opère la digitale, ne ressemble entièrement à aucune de celles qui ont précédé. J'imagine qu'elle porte son action spécialement sur l'estomac et le canal intestinal : quelle est la nature de cette action ? c'est ce que je n'entreprendrai pas de déterminer ; mais je la crois un peu différente de celle de l'opium et des sédatifs, et plus rapprochée de celle des plantes vireuses. Je pense que la circulation n'est affectée que d'une manière consensuelle, et en raison de ses rapports avec l'estomac. Enfin je serois très-porté à croire que les vaisseaux lymphatiques prennent aussi quelque part à cette action, et je ne suis pas du tout tenté de les considérer, avec M. Kinglake, comme des tubes passifs qui obéissent à une impulsion étrangère. Je crois, avec Hippocrate, que tout est animé dans un corps vivant; *omnia animantur in corpore animato*. Il me semble d'ailleurs difficile, sans cela, de rendre raison des évacuations abondantes d'urine qui ont quelquefois lieu pendant l'usage de la digitale; d'expliquer comment disparoissent les amas de fluides épanchés dans les hydropisies; enfin, de dire de quelle manière la sécrétion du pus ou du mucus cesse ou diminue en quantité dans la phthisie et dans l'asthme. Tous ces phénomènes paroissent recevoir une solution beaucoup plus complète, en adoptant l'idée qui attribue aux lymphatiques une action propre; idée que les travaux des modernes semblent mettre hors de doute (1), et qui me paroît à moi la plus vraisemblable.

---

(1) *Voyez* sur les vaisseaux lymphatiques, les professeurs Mascagni, Desgenettes; MM. Monro, Sheldon, Cruikshank; la thèse de Ch. Darwin, et sur-tout M. Soemmerring, qui

Je ne m'étendrai pas davantage sur ce sujet, sentant combien je suis d'ailleurs insuffisant pour l'éclaircir, et pour résoudre un problème dont les maîtres de l'art avouent eux-mêmes ne pouvoir pas donner la solution, et qui sera sans doute encore long-temps un profond mystère; mais, au reste, qui ne paroît pas d'une nécessité indispensable. Appliquons-nous sur-tout à bien saisir et à bien déterminer les effets des remèdes, à circonstancier les cas de leur application, et nous aurons tout fait pour la pratique, sans sortir d'ailleurs des justes bornes où nous circonscrivent le peu d'étendue de nos connoissances et la foiblesse de nos lumières.

Je terminerai là ce que j'avois à dire concernant le mode d'action de la digitale, ayant donné un aperçu rapide de tout ce que les auteurs les plus marquants ont pensé à ce sujet, et y ayant joint mes foibles conjectures. Je ne dois cependant pas laisser ignorer qu'il existe des praticiens qui s'imaginent que cette plante n'a d'autre mérite que celui d'être sédative. Comme cette opinion paroît dénuée de fondement, je n'ai pas cru devoir m'y arrêter, d'autant mieux qu'elle a très-peu de partisans. Je vais donc passer de suite à l'examen des objections qu'on a proposées contre son usage intérieur.

---

a dit : *Emphysema solâ systematis lymphatici actione tolli videtur.*

CHAPITRE VII.

Objections, Réfutation, Conclusion.

Nous n'aurions fait connoître qu'incomplètement la digitale, et nous n'en aurions donné qu'une idée imparfaite, si, nous bornant à recueillir tout ce qui a été dit en sa faveur, nous laissions de côté les objections qu'on a présentées dans le dessein d'en proscrire l'usage. Comme nous nous sommes proposé d'en parler avec une entière impartialité, nous ne devons point laisser ignorer qu'un homme d'une réputation marquante a élevé la voix pour la condamner, et qu'à cet égard il s'est divisé d'opinions avec les médecins les plus célèbres de sa nation. Nous allons examiner quelques-uns des reproches (1) qu'il a faits à cette plante, et on jugera combien ils sont fondés.

C'est dans un Mémoire lu à la Société Médicale de Londres en 1788, et publié quelque temps après, que le Dr Lettsom, celui dont nous voulons parler, s'est déclaré contre la digitale, en avançant qu'elle avoit généralement trompé son attente; c'est là qu'il a rapporté quelques observations à l'appui de son assertion. A cette époque,

(1) Nous ne parlerons pas de ceux qu'un médecin français lui a faits, puisqu'il a reconnu lui-même qu'ils étoient sans fondement.

comme l'on sait, ce remède étoit principalement employé contre les hydropisies; on n'en avoit pas encore complètement étendu l'usage aux maladies de poitrine, et l'on n'en avoit déterminé d'une manière positive, ni la dose, ni la prescription. Enfin les effets devoient en être moins assurés et moins réguliers; première considération qui, quoique légère en apparence, mérite cependant d'entrer en ligne de compte.

Ensuite le Docteur qui avoit d'abord annoncé que son intention n'étoit pas d'estimer les vertus de la digitale d'après ses effets dans les amas d'eau où il existe quelque soupçon d'affection des viscères, mais bien dans les espèces d'hydropisies qui paroissent susceptibles de guérison, semble n'avoir pas été fidèle à sa parole.

En effet, dès les premiers pas il a abandonné cette sage résolution dont il n'auroit pas dû s'écarter un seul instant; et, si l'on en juge d'après sa propre description, il est probable, pour ne pas dire certain, que le sujet dont il rapporte l'histoire en premier lieu, étoit attaqué d'une maladie lente de l'estomac. Comment pouvoit-il s'attendre d'ailleurs à guérir de l'ascite au moyen de la digitale, un malade qui avoit fait un plein et entier usage des liqueurs spiritueuses et fermentées, et qui pendant six mois avoit éprouvé un malaise à la région épigastrique, avec une perte graduelle de l'appétit; qui, lorsqu'il avoit pris de la nourriture, éprouvoit un sentiment d'oppression et de pesanteur dans ce viscère, et des nausées allant quelquefois jusqu'au vomissement ? Est-il surprenant que la digitale ait manqué de succès dans un cas de cette espèce, et tout autre remède ne l'auroit-il pas fait également ?

Le second et troisième cas rapportés par cet auteur tendent encore à faire présumer que les malades n'étoient point exempts d'affections viscérales. Dans le quatrième, le sujet a guéri ; mais M. Lettsom, au lieu d'attribuer l'honneur de la guérison à la digitale, prétend qu'elle a été produite par le traitement subséquent qu'il a adopté. Dans le sixième il y eut un soulagement qui ne fut pas de durée. L'individu qui fait le sujet du septième s'étoit plaint de perte d'appétit, de malaise à la région épigastrique pendant deux ans avant de consulter M. Lettsom (1). Antérieurement à cela il avoit eu des symptômes de jaunisse et d'anasarque, pour lesquels il avoit pris divers remèdes. Après une évacuation artificielle du liquide épanché, le petit lobe du foie s'étoit fait sentir tuméfié et durci (*enlarged and indurated*). Le Dr Lettsom dit qu'il se détermina à employer la digitale à petite dose, afin d'éviter la nausée. Il prescrivit une demi-drachme de sa poudre, un scrupule d'espèces aromatiques, et assez de confection cardiaque pour

(1) La consultation eut lieu le 5 septembre 1787.

former du tout quarante pilules, avec ordre d'en donner une trois fois par jour au malade. Depuis le 5 septembre, jour auquel cette prescription eut lieu, jusqu'au 16 du même mois, ce malade prit donc journellement environ sept grains de poudre de digitale. La dose fut ensuite augmentée, et le remède continué jusqu'au 19. Il n'y eut qu'une légère nausée, et pas de vomissement. Or, si la plante employée dans ce cas avoit été convenablement recueillie et conservée, je suis moralement sûr qu'on n'auroit pu en continuer l'usage pendant la moitié de ce temps et à une dose de moitié moindre, sans courir des risques pour la vie de celui auquel on la faisoit prendre. Le huitième cas est un de ceux dans lesquels le Dr Withering a interdit l'usage de ce remède.

Il paroît donc constant, d'après l'examen des observations précédentes, que M. Lettsom n'a pas administré la digitale de la manière et dans les cas spécifiés par Withering. Aussi n'est-il pas surprenant que les résultats qu'il a obtenus soient si peu satisfaisants.

Une assertion de ce médecin, qui ne paroît pas très-bien fondée, ou qui tient à la mauvaise administration du médicament, c'est celle où il avance que ce même médicament produit son effet dans les premières vingt-quatre heures; opinion entièrement opposée à celle des praticiens en général, et du Dr Withering en particulier. Il n'est pas plus vrai qu'un ou deux jours après qu'on l'a prescrit, et en continuant toujours de [illegible] donner, le pouls reprenne sa vitesse accoutumée, ou même qu'il en acquière une plus considérable, [illegible] qu'il devienne en même temps déprimé, avec un sentiment de langueur générale.

Cet auteur a fait une objection mieux fondée et plus vraie, lorsqu'il a accusé la digitale d'affecter en général la vue, et de faire apercevoir aux malades les objets revêtus de couleurs différentes de celles qu'ils ont réellement (1). Mossman avoue que sa pratique coïncide, à ce sujet, avec celle du Dr Lettsom. Il rapporte même l'histoire d'un jeune phthisique auquel il donna la digitale avec succès, et à qui tous les objets paroissoient blancs. Ce phénomène avoit particulièrement lieu les matins, et duroit quelquefois pendant une demi-heure. Quant à la production des bluettes lumineuses que M. Lettsom lui impute, il est probable qu'elles n'ont lieu que dans les cas de vomissements violents, accompagnés de secousses du cerveau. Jamais Mossman n'a vu qu'une fois la mémoire affoiblie ou la gaieté diminuée. Enfin le Dr Lettsom ne paroît pas conséquent lorsqu'il

---

(1) Cet effet n'a lieu que lorsque l'on a donné de fortes doses de digitale, tout à coup, sans précaution; ou bien quand on en augmente trop rapidement la quantité, sans avoir égard aux forces et à la sensibilité des sujets.

assure qu'il est à sa connoissance que la digitale a produit une presque totale cécité, dont la durée, dans quelques circonstances, s'est prolongée jusqu'à un mois après qu'on en avoit abandonné l'usage; lui qui prétend que l'action de cette plante sur le cœur cesse au bout d'un jour ou deux, et cela pendant son emploi. La même plante auroit-elle le pouvoir d'exercer son influence sur le cerveau et les organes de la vue un mois après qu'on en a discontinué l'usage, lorsqu'elle ne peut le faire sur le cœur et les agents de la circulation plus de deux jours, même en l'employant méthodiquement ? Cela n'est pas croyable, et ne peut se concilier que difficilement.

Je ne pousserai pas plus avant l'examen des objections de M. Lettsom ; je crois ce que j'en ai dit suffisant pour les faire apprécier. Je ne prétends pas cependant avancer que cet auteur, d'ailleurs justement célèbre, ait fait des reproches à la digitale totalement dénués de fondement; mais je crois que le manque de succès qu'il lui a trop généralement attribué, doit être rapporté au choix des cas où il l'a appliquée, et à la manière dont il l'a administrée. Supposé encore que ces deux circonstances n'aient pas existé, et que la digitale ait réellement été inefficace dans les occasions qu'il a rapportées, faudroit-il en conclure que c'est un remède qui ne mérite aucune considération, et qui doit être rejeté avec empressement ? Je ne le crois pas. Les meilleurs remèdes ne sont pas infaillibles ; et tout ce qu'on peut désirer à cet égard, c'est que la somme de leurs bons effets surpasse celle de leurs mauvais succès. A ce titre la digitale paroît mériter quelque attention ; et, s'il s'est élevé une seule voix pour la déprécier, beaucoup se sont fait entendre pour la préconiser.

S'il ne s'agissoit d'ailleurs que de produire des autorités, je pourrois ajouter à tout ce qui précède, que le Dr E. Darwin, un des plus ingénieux auteurs de son pays, qui a écrit long-temps après M. Lettsom, ne paroît pas avoir fait beaucoup de cas des remarques de ce dernier, puisqu'il a recommandé, comme j'ai déjà eu l'honneur de l'observer, cette plante dans une infinité de circonstances, et qu'il la croyoit digne de l'attention des hommes de l'art. Mais c'est trop s'arrêter sur un objet qui semble avoir été oublié et mis de côté. Passons donc à d'autres reproches, et voyons s'ils sont mieux fondés.

On a cru faire une objection tout à la fois solide et victorieuse, et triompher, pour ainsi dire, de la digitale, lorsqu'on a dit que c'étoit un poison qui ne pouvoit être introduit dans le corps humain sans danger et sans risque. Outre que cette objection se trouve aujourd'hui réfutée par l'observation et l'expérience, ceux qui ont mis en avant un pareil argument, n'ont pas réfléchi sans doute que les remèdes les plus actifs sont tirés de la classe des plantes vénéneuses, et que ce n'est qu'à raison de leurs qualités délétères plus ou moins considérables, qu'ils reçoivent le titre de remèdes énergiques ou foibles. Qu'est-ce, en effet, qu'un poison (1)? Y a-t-il, à proprement parler, des substances qui méritent ce nom? et ne faut-il pas convenir, avec plusieurs hommes célèbres (2), qu'il n'existe pas de poisons absolument parlant, mais que les substances auxquelles on donne ce titre ne le méritent que relativement? Pour s'en convaincre, il suffit de faire attention que les aliments les plus doux peuvent, dans certaines circonstances, devenir nuisibles, et les poisons les plus actifs, dans des cas particuliers, être extrêmement salutaires. La qualité vénéneuse semble d'ailleurs plutôt tenir à une certaine quantité qu'à la nature même du poison, puisqu'une substance qui, à une dose très-petite, sera un poison, peut, à une dose plus foible, n'être qu'un remède; enfin, à une quantité extrêmement légère, ne produire

---

(1) Was ist also gift? Was ist Arznei? Wo sind die grenzen welche Arzneikraft von giftiger Gigenschaft unterscheiden? die nehmlichen dinge konnen, wenn sie in der Korper gebracht werden in einem Falle mit Lebensgefahr drohen, und im anderen die bereits vorhandene Lebensgefahr wieder gluklich abwenden.

(2) K. Boerhaave (*Impet fac.*); Kinglake (*on Digitalis*); Weikard (*Practische Anweisung*).

aucun effet. L'habitude, la sensibilité particulière, l'organisation et les rapports sont encore des conditions essentielles pour qu'il y ait ou qu'il n'y ait pas poison : ainsi il y a certaines matières qui, pour une classe particulière d'êtres organisés, sont des poisons, et qui, pour d'autres, sont des aliments. Ainsi il y a, dans la même classe d'individus, des organes qui sont extrêmement sensibles aux impressions d'un médicament ou d'un poison, et d'autres qui n'en ressentent pas l'atteinte la plus légère. Que faut-il conclure de tout ceci ? que les qualités vénéneuses qu'on a attribuées à la digitale, loin d'être une raison pour la faire exclure de la matière médicale, en seroient plutôt une pour l'y faire admettre (*ubi virus, ibi virtus*) ; que, de même que tous les remèdes violents et actifs, elle demande de la prudence et de la sagesse dans son administration, et qu'il ne seroit pas moins dangereux de la confier à des personnes inexpérimentées (1), qu'il peut l'être de mettre des armes meurtrières entre les mains des enfants.

Je n'ai plus qu'un mot à ajouter, c'est que les médecins de Bradford, MM. Maud, Outhwaite et Sharp, l'ont donnée pendant un long espace de temps, et dans une multitude de cas, sans en avoir éprouvé aucun mauvais effet. Il est donc

---

(1) Medicamenta heroica, in manu imperiti, sunt uti gladius in dextrâ *furiosi*.

également douloureux que le bras de l'inexpérience et le poids de l'autorité s'agitent dans le même sens, pour abattre la réputation de cette plante pourvue de vertus réelles, et digne de l'attention des meilleurs praticiens. Au reste Withering avoit prévu et annoncé les inconvénients qui en résulteroient, si elle tomboit aux mains des inconsidérés; et sa prédiction n'a été que trop justifiée. Lui-même n'est pas exempt de reproches à cet égard, et il l'a quelquefois employée à des doses forcées; mais c'étoit moins sa faute (1) que celle du temps, qui n'avoit pas encore éclairé du flambeau de l'expérience les effets de ce remède, qui n'en avoit pas encore précisé la dose, circonscrit la prescription, réglé l'emploi, déterminé le mode d'action; enfin, qui s'étoit réservé d'éclaircir en fuyant un sujet auquel il venoit de donner naissance. Puisse-t-il, dans sa marche rapide, n'oublier jamais les peines que nous avons prises pour en propager la réputation !

J'ai rapporté successivement, dans cet ouvrage, ce que les différents auteurs françois et étrangers ont publié sur le compte de la digitale pourprée;

---

(1) In rebus quibuscumque difficilioribus, non expectandum, ut quis simul, et serat, et metat; sed preparatione opus est, ut per gradus maturescant.

Bacon Verul, pag. 243.

mais on se tromperoit grossièrement, si l'on alloit en conclure que j'adopte aveuglément et sans restriction leurs diverses opinions, et que je la considère comme un remède universel, une vraie *panacée*, qui convient à toutes sortes de maladies. Les expériences multipliées que j'ai tentées, et les observations nombreuses que j'ai recueillies depuis plus de dix ans sur cette plante, ne me permettent pas de douter de sa puissante énergie; je regarde comme certain qu'elle peut être d'une grande utilité dans les diverses hydropisies; et il est impossible de s'empêcher de convenir que, dans la phthisie, le nombre d'observations publiées par les médecins anglais, ne soit propre à lui attirer quelque confiance; mais je me garderai bien de conclure, avec un jeune auteur, qu'elle ait la propriété de guérir toutes les hydropisies primitives, parce que cette prétention me paroît exagérée. Le meilleur remède n'opère pas toujours et dans tous les cas la guérison; et d'ailleurs ce seroit folie que de prétendre guérir, la plupart du temps, avec ce seul secours toutes les maladies dont nous avons fait l'énumération. Il faut bannir l'enthousiasme et l'exagération, lorsqu'il s'agit d'un nouveau médicament, s'imposer une sage réserve, et sur-tout une entière impartialité. Nous n'avons malheureusement, dans l'exercice de notre art, que trop d'occasions de nous apercevoir combien les drogues les plus vantées sont quelquefois au-dessous des éloges qu'on leur a prodigués avec trop peu de ménagements. Cette manière de procéder a été essentiellement nuisible à la science, en faisant adopter des substances inertes, et rejeter des remèdes énergiques ; c'est pourquoi on ne sauroit trop la condamner.

Δόξα μὲν ἀνθρώποισι κακὸν μέγα· πεῖρα δ' ἄριστον.

THEOGNIS, Sent.

OBSERVATIONS

SUR

L'USAGE INTERNE ET EXTERNE

DE LA

DIGITALE POURPRÉE.

Letter from Dr R. Fowler, to Dr Beddoes on the cure of Consumption, Salisbury.

Obs. Ire. 1794. La première fois que j'ai eu occasion d'observer les effets de la digitale dans la consomption, c'est sur une fille qui avoit été admise à l'hôpital de Stafford, et confiée aux soins du Dr Edouard Alexander. Je me rappelle parfaitement que les symptômes qu'elle offroit nous firent juger qu'elle étoit atteinte d'une phthisie commençante. Elle avoit une toux incommode, et son pouls étoit très-vite. Je conseillai la digitale; elle en prit un grain en poudre, deux ou trois fois par jour, et son rétablissement fut si rapide et en apparence si complet, que nous n'en fûmes pas peu surpris l'un et l'autre, quoique d'une manière agréable.

Malades externes.

Obs. II. Mai 1797. Georges Matthews, âgé de douze ans, ayant le teint fleuri, employé à la manufacture de tapis à Wilton (source de bien des maladies de poitrine), fut admis à l'hôpital de Salisbury, comme externe. Il étoit attaqué d'une toux sèche, violente, continuelle, d'une douleur, et d'un resserrement considérable à la poitrine, de difficulté de respirer, de frissons suivis de bouffées de chaleur, sur-tout le matin; son pouls étoit très-vite. Après l'avoir affoibli, lui avoir mis un vésicatoire, et fait prendre une mixture saline effervescente jusqu'au 10 juillet, sans succès, je lui ordonnai demi-once de décoction de digitale, toutes les six heures, jusqu'à ce qu'il éprouvât des nausées; et ensuite une fois par jour seulement. Le 17, il n'en avoit pas encore ressenti; je lui fis appliquer un vésicatoire sur le côté. Le .. il discontinua l'usage de la digitale, et il prit la décoction de kina avec l'acide vitriolique étendu, et tous les soirs un grain d'opium. Ces remèdes furent de nouveau repris dans le mois de novembre, et je n'entendis plus parler de ce malade jusqu'au 1er janvier 1799, qu'il revint, et me dit qu'il s'étoit parfaitement bien porté pendant tout le temps qu'il avoit été absent; mais qu'ayant gagné du rhume, les premiers symptômes de sa maladie étoient revenus. Je lui prescrivis de nouveau demi-once de décoction de digitale (1), deux fois par jour; il revint le 29, et n'en avoit pris que deux petites cuillerées chaque jour; cependant il se trouvoit bien soulagé. Sa toux étant toujours incommode, je lui conseillai de continuer ce remède; et je ne l'ai pas revu depuis.

Obs. V. Août 1798. Anne Hunt, âgée de dix-sept ans. D'après un examen superficiel, ce cas paroissoit être un de ceux que le Dr Withering indique comme si difficiles à distinguer de la chlorose. La pâleur des lèvres contribuoit à m'induire en erreur. Le fer et les amers aggravèrent tous les symptômes; mais les vésicatoires et la décoction de digitale, à demi-once deux fois par jour, guérirent promptement et parfaitement.

Obs. VII. Octobre 1798. Samuel James, âgé de trente-deux ans, grand, mince et pâle, avec un long cou, une poitrine étroite, des épaules élevées, ayant été pendant plusieurs années cardeur de laine, fut atteint, lorsqu'il étoit à Gibraltar (il y a environ neuf ans), d'une toux accompagnée d'une expectoration blanchâtre très-abondante, dont il fut guéri en un mois par les émétiques. Cette toux étoit revenue avec un point de côté, de la difficulté à respirer, et tous les symptômes de la phthisie confirmée, un an et demi

(1) L'hiver cette décoction étoit préparée avec les feuilles sèches.

après, et avoit continué d'augmenter jusqu'au 6 octobre 1798 qu'il s'adressa à moi. Je lui ordonnai demi-once de décoction de digitale, *bis in die*. Le 23, je lui recommandai de prendre ce remède de huit en huit heures, ce qu'il exécuta régulièrement jusqu'au 1er janvier 1799, époque à laquelle je le trouvai beaucoup mieux ; mais, comme il n'étoit pas entièrement quitte de souffrances, je lui prescrivis une infusion de digitale, avec addition de teinture et de poudre de quinquina. Le 29, il ne se plaignoit plus que de symptômes de dyspepsie, qui cédèrent promptement à l'administration de la poudre de quassia, et d'oxide de fer rouge. Je l'ai vu depuis, deux ou trois fois, et il continue de se porter parfaitement bien.

Obs. VIII. Novembre 1798. Richard Smart, âgé de quatorze ans, étoit atteint de tous les symptômes d'une phthisie faisant des progrès rapides. On lui appliqua un vésicatoire sur la poitrine, à cause des douleurs aiguës et lancinantes qu'il y éprouvoit, et je lui ordonnai demi-once de décoction de digitale, deux fois par jour. Le 20, comme il étoit très-soulagé, je désirai qu'il continuât ce remède. La première fois que je le revis, je trouvai son pouls réduit à 68 battements, et irrégulier ; son appétit étoit bon, et il dormoit bien. Je substituai à la digitale la décoction de kina, avec addition d'alcali végétal et de suc de limon, à prendre au moment de l'effervescence.

Le 22 décembre, il étoit presque guéri ; continuation des mêmes remèdes. Le 1er janvier 1799, il alloit beaucoup mieux. Le 22, il paroissoit très-bien rétabli ; mais je jugeai convenable qu'il prît encore la mixture effervescente pendant quelque temps. Je ne l'ai pas revu depuis.

Malades internes.

Obs. Ire. Juillet 1798. Thomas Fitzgerald, irlandais, âgé de trente-deux ans, fut admis à l'hôpital de Salisbury le 13 de juillet. Il dit qu'il étoit malade depuis dix mois ; qu'il avoit passé les trois derniers à l'hôpital de Haslar, d'où on l'avoit renvoyé comme incurable. Il paroissoit en si mauvais état, que je refusai de l'admettre avant d'en être requis par quelqu'un des administrateurs. Son teint étoit très-noir ; il avoit l'air hagard, la figure allongée et très-amaigrie, un grand cou, des épaules saillantes et une poitrine étroite ; son pouls étoit petit, dur, et battoit 130 fois par minute. Il se plaignoit de douleurs très-vives à la poitrine, qui passoient dans le dos. On lui avoit souvent appliqué les vésicatoires pour y remédier, mais sans aucun soulagement. Il toussoit continuellement, et ses crachats, qui étoient très-copieux, avoient l'aspect du pus. Chaque jour il éprouvoit régulièrement deux accès de fièvre hectique. Ses membres inférieurs commençoient d'être un peu enflés.

Ce qui l'occupoit le plus étoit la gêne et l'oppression qu'il éprouvoit à la poitrine : ces symptômes furent tellement allégés quelques heures après qu'il eût pris la première demi-once de décoction de digitale, qu'il dit à la garde qu'il se trouvoit très-bien, et qu'il croyoit ne pas devoir être plus long-temps à charge à l'hospice. Il continua cependant à prendre une demi-once de décoction de cette plante, toutes les quatre heures pendant plus d'une semaine, sans éprouver de nausées, et sans que son pouls en fût affecté. Tous les autres symptômes avoient diminué. Je lui fis faire un cautère à la partie du thorax à laquelle il avoit éprouvé le plus de douleur, et il continua l'usage de la digitale comme auparavant jusqu'au 28, époque à laquelle il étoit tellement soulagé, que je lui ordonnai la décoction de kina, et que je réduisis la digitale à deux prises par jour. Le 14 d'août son pouls étoit parfaitement naturel; la toux et la fièvre l'avoient quitté, et il ne souffroit plus. Il resta encore une semaine ou deux avec nous, reprit de l'embonpoint, et se regarda comme parfaitement guéri.

Obs. V. Marg. Naylor, âgée de trente-six ans, servante, cracha il y a environ douze ans, après les symptômes ordinaires d'une hémoptysie, une grande quantité de sang. Une année après, en toussant, elle saigna copieusement au nez : cette hémorrhagie revenoit très-souvent avec excès.

Comme elle étoit mal réglée, le Dr Jacob lui ordonna de se faire saigner : elle le fut effectivement tous les cinq ou six mois pendant trois ans. Ayant ensuite négligé cette évacuation, elle fut attaquée de frissons suivis par des sueurs copieuses, et elle eut toujours depuis ce moment de la toux, des douleurs dans diverses parties de la poitrine, un sentiment de plénitude et d'oppression, et un pouls très-vite. Je la vis pour la première fois en octobre dernier. Pendant les six semaines qui précédèrent cette époque, elle avoit souffert plus que jamais des douleurs aiguës et lancinantes dans la poitrine et les épaules, accompagnées de respiration courte et de fièvre continuelle. Durant un espace de temps considérable, à peine avoit-elle pu rester couchée, et elle n'avoit pas goûté de sommeil. Son pouls battoit alors 140 fois par minute. Je lui administrai la décoction de digitale du Dr Darwin, qui produisit un malaise considérable, et qui, après le premier jour, soulagea entièrement ses douleurs, et fit cesser la dyspnée. Je lui donnai ensuite l'opium à petites doses pendant environ une semaine, et elle se trouva délivrée de toutes ses souffrances, et beaucoup mieux qu'elle n'avoit été plusieurs années auparavant. Elle eut dernièrement une autre attaque de la même espèce, qui fut compliquée d'un épanchement manifeste de sérosité à l'extérieur, et de tous les symptômes d'infiltration du poumon. La digitale guérit une seconde fois tous ses maux, et je l'ai vue depuis peu jouissant d'une assez bonne santé.

Obs. VI. Aux environs d'avril dernier je fus consulté par un homme qui paroissoit être âgé de quarante ans, et avoit mené une vie libre et irrégulière à tous égards. Il éprouvoit tous les symptômes d'une phthisie commençante. Sachant que je n'aurois pas occasion de le voir souvent, je ne voulus point hasarder de lui donner la digitale; mais je l'engageai à vivre, autant que possible, de lait, et à faire usage d'une mixture saline effervescente. Je ne le revis point avant le 18 de septembre, époque à laquelle sa toux et tous les autres symptômes avoient beaucoup augmenté; ses crachats étoient jaunes et d'un goût désagréable. Je lui donnai alors, parce qu'il étoit plus à ma portée, demi-once de décoction de digitale, et je lui recommandai de répéter cette dose de huit en huit heures, jusqu'à ce qu'elle produisît des nausées. Comme elle n'avoit point encore fait cet effet le 21, je lui prescrivis toutes les quatre heures une demi-once de décoction de cette plante, plus forte que la précédente. Après la cinquième prise il vomit, et le vomissement dura pendant trois jours, quoique l'on eût discontinué le remède : tous ses maux cédèrent presque d'une manière instantanée. L'opium à *petites doses*, comme dans l'observation du Dr Beddoes consignée dans les *Med. Facts and Observ.*, arrêta le vomissement, et il en continua l'usage pendant plusieurs semaines, à cause du retour de la toux. Quelques mois se sont écoulés depuis que je ne l'ai vu, et un de ses camarades m'a informé qu'il s'étoit marié, qu'il étoit devenu le père d'un enfant, et qu'il se portoit assez bien.

M. Nathan Drake, A Letter to Dr Beddoes, on the use of Digitalis in pulmonary Consumption, Hadleigh 1799.

Obs. Ire. Juin 1797. James Marris, âgé de seize ans, d'une constitution délicate, né d'une famille de phthisiques (sa mère, une tante et un oncle étoient morts de cette maladie), ayant la complexion particulière que les physiologistes assignent à la phthisie tuberculeuse, éprouvoit une difficulté de respirer considérable au moindre mouvement, une douleur dans le côté droit avec une petite toux fréquente, accompagnée d'une expectoration abondante de pus fétide et parfois mêlé de sang. Il étoit en outre atteint de fièvre hectique avec exacerbations le soir et le matin, amaigrissement considérable, prostration des forces, sommeil interrompu, transpiration légère vers le matin; peau sèche et brûlante, urine fortement colorée; ne pouvant rester couché sur le côté gauche. Son pouls battoit 120 fois par minute; et tous les deux ou trois jours il éprouvoit des frissons.

Lorsqu'il fut confié à M. Drake, le 22 juin 1797, il y avoit plusieurs mois qu'il avoit quitté le Lincolnshire pour habiter un lieu élevé dans le comté de Suffolk ; la dyspnée et la toux ayant augmenté, et la matière de l'expectoration contenant une grande quantité de pus, on lui tira six onces de sang qui étoit fortement couenneux, et on lui appliqua un vésicatoire au côté droit; on lui prescrivit aussi des pilules de myrrhe et de tartre stibié. Le 26, le pouls étant le même, et la foiblesse si considérable que le malade ne pouvoit marcher sans soutien, on lui ordonna quinze gouttes de teinture de digitale à prendre deux fois par jour; le lait d'ânesse matin et soir ; et on lui permit un peu de vin et la diète animale. Le 28, le pouls étoit un peu moins fréquent, la respiration plus aisée, et la douleur moins violente; mais la foiblesse étoit si grande, l'expectoration si copieuse, qu'il fut obligé de garder le lit, et qu'on croyoit qu'il n'avoit plus que quelques jours à vivre. On augmenta la dose de la teinture de digitale, et on permit la nourriture animale en plus grande quantité. Le 1er juillet, il y avoit un peu de mieux : on porta la teinture à trente gouttes. Le 3, le pouls étoit descendu à 80 pulsations ; la respiration étoit devenue plus facile, l'expectoration moins fétide, et le malade se trouvoit mieux. Le 5, le mieux continuoit d'avoir lieu ; le ventre étoit libre ; mais l'appétit manquoit : on ajouta l'infusion de kina et de quassia, et quelques gouttes d'acide sulfurique étendu, à la teinture de digitale, qu'on porta à trente-cinq gouttes; l'appétit revint; le malade put prendre davantage de nourriture animale, et du vin : chaque dose de teinture fut portée à quarante gouttes. Le 12, le pouls étoit à 50 battements; la respiration facile, et le sommeil bon : cinquante gouttes de teinture. Le 17, le pouls, descendu à 44 pulsations par minute, étoit intermittent; l'expectoration se trouvoit très-réduite; la toux avoit cessé; les forces augmentoient journellement : mêmes prescriptions. Le 22, l'intermittence du pouls avoit lieu à tous les troisièmes battements, et il n'offroit plus que 40 pulsations par minute : on diminua de dix gouttes chaque dose de la teinture. Le 28, le pouls battoit de 44 à 48 fois, et étoit toujours intermittent : on continua de diminuer peu à peu la teinture de digitale, qu'on cessa tout-à-fait au 15 d'août suivant; et au 29 du même mois les forces étoient bien rétablies, le pouls n'offroit plus d'intermittence, le malade avoit repris des chairs, n'éprouvoit plus aucune douleur, et étoit bien sous tous les rapports.

Obs. II. 10 septembre 1797. Georges Grimes, âgé de dix-neuf ans, dont le père, la mère et la sœur étoient morts de la phthisie pulmonaire, avoit une douleur aiguë au côté droit, une toux continuelle, une grande difficulté de respirer avec expectoration purulente et fétide; son pouls, qui étoit dur, battoit 120 fois par minute. Il avoit le teint haut en couleurs, la langue chargée, une soif vive, les urines fortement colorées, et déposant un sédiment abondant; des frissons fréquents, et sa santé décroissoit rapidement; enfin il étoit sans appétit, et ne reposoit presque pas. On lui avoit fait prendre, plusieurs mois auparavant, l'extrait de ciguë, parce qu'il éprouvoit diverses affections de poitrine. Lorsqu'il s'adressa au Dr Drake, qui lui prescrivit la teinture de digitale à vingt gouttes, *bis in die*, dans du lait d'amandes, avec addition d'alcali végétal et de suc de citron, il avoit été saigné deux fois, et on lui avoit appliqué le vésicatoire sans succès. Le 11, le pouls étoit un peu moins fréquent et plus souple : on ordonna vingt-cinq gouttes de teinture. Le 12, amélioration sensible, trente gouttes. Le 13, le pouls est réduit à 94 battements, l'expectoration diminue ainsi que la douleur, la respiration est libre, la soif abattue, la toux moins violente, et l'appétit revient : trente-cinq gouttes de teinture. Le 14, l'état du malade continue de s'améliorer : quarante gouttes. Le 16, le pouls n'offre plus que 64 pulsations, et 56 seulement le 17; l'expectoration décroît rapidement; la toux est presque passée, la langue nette et naturelle, la soif nulle; les sueurs nocturnes sont plus copieuses : quarante-cinq gouttes de teinture. Le 18, pouls régulier réduit à 50 battements, peau fraîche, augmentation manifeste des forces : même dose, mixture avec le quinquina et l'acide sulfurique étendu, à prendre le soir. Du 18 au 20, mêmes symptômes, mêmes prescriptions : 48 pulsations seulement. Le 21, l'expectoration réduite à trois cuillerées, n'a plus l'aspect purulent; les sueurs nocturnes ont beaucoup diminué, et l'appétit augmente : quarante-huit gouttes de teinture de digitale associée à l'infusion de kina et de quassia. Le 22, pouls régulier, n'offrant plus que 40 pulsations par minute; nausées légères, peu ou point d'appétit. Le 24, augmentation des nausées, vomissement des aliments, pouls régulier un peu plus fréquent : cinquante gouttes de teinture dans une once de lait d'amandes, et un gros d'esprit de muscade, à prendre le matin : on retranche l'infusion de kina. Le 26, le pouls est réduit à 40 battements, et régulier; continuation des nausées; l'estomac ne peut supporter les aliments. Comme il y avoit plusieurs jours que le ventre étoit resserré, on donna un lavement laxatif, et on fit appliquer un emplâtre de labdanum sur la région épigastrique. Le 28, plus de vomissement, nausées légères; mixture avec le kina et l'acide sulfurique étendu. Le 7 octobre, tout alloit assez bien, lorsque le malade gagna du rhume en restant pendant deux heures au jardin. Le pouls remonta à 108 pulsations; la peau étoit brûlante, la respiration laborieuse, la face vultueuse : on lui fit prendre vingt gouttes de teinture de digitale soir et matin. La fréquence du pouls diminua beaucoup, ainsi que tous les autres symptômes. Le 12, il étoit bien sous tous les rapports ; les battements du pouls se trouvoient réduits à 48 par minute : vingt-cinq gouttes de teinture, le matin seulement. Le 19, tout continuoit d'aller bien, lorsqu'il survint une diarrhée, pour laquelle on ordonna une mixture crétacée avec addition d'opium, et on défendit les aliments végétaux ainsi que les liqueurs fermentées. Le 27, la diarrhée avoit cessé, le pouls battoit 64 fois, et tout alloit bien.

M. R. Kinglake, Cases and Observations on the efficacy of Digitalis purpurea, Bristol.

Obs. Ire. Mai 1799. Marie Emery, âgée de quarante ans, d'une constitution naturellement robuste, étoit attaquée, depuis plus de trois mois, d'une petite toux sèche et fréquente, avec expectoration visqueuse et verdâtre, parfois teinte de sang, frissons et chaleurs fébriles, exacerbations et sueurs nocturnes, perte d'appétit, amaigrissement, pouls petit et dur, donnant 90 pulsations par minute. On lui prescrivit d'abord quinze gouttes de teinture de digitale, trois fois par jour; de la nourriture animale en très-petite quantité, et souvent; rien que de léger passé cinq heures du soir. Après avoir fait usage, pendant huit jours, de cette teinture, elle éprouva une douleur aiguë à la région du cœur, et des palpitations qui augmentoient sensiblement lorsqu'elle prenoit de la digitale. On suspendit ce remède le 28 juillet, et on le reprit le 1er juin; le 4, tous les symptômes avoient un peu diminué. On le porta ensuite graduellement à vingt-cinq gouttes, trois fois par jour. Cette dose produisit des nausées et de la foiblesse; on la réduisit à quinze gouttes. La toux et l'expectoration ayant augmenté, la douleur à la région du cœur étant revenue, on diminua de cinq gouttes chaque prise. Bientôt après, amélioration générale, pouls moins fréquent et plus souple, bon appétit; en continuant encore le même remède pendant trois semaines, tous les symptômes disparurent par degré, et il ne resta plus que de la foiblesse, qui se dissipa peu à peu.

Obs. II. Juin 1799. Reynolds, charron, âgé de trente et un ans, naturellement assez robuste, mais peu actif, avoit, depuis plus d'un an, perdu l'appétit par suite d'exposition au froid, étant atteint de toux avec expectoration muqueuse, parfois mêlée de sang, douleurs à la poitrine, amaigrissement, frissons irréguliers, et chaleurs fébriles sans exacerbations nocturnes manifestes. La foiblesse alloit toujours croissant, et le pouls battoit 114 fois par minute. Il commença la teinture de digitale à la dose de quinze gouttes, *bis in die*, et il la porta graduellement jusqu'à cinquante gouttes, trois fois par jour. Par ce moyen l'affection de la poitrine diminua progressivement, le pouls devint plus souple, moins vite et plus fort ; et, à l'aide du régime, et des frictions fortes faites sur les régions du thorax et de l'estomac, préalablement humectées avec la teinture de digitale, le malade put reprendre ses occupations ordinaires : il ne lui resta qu'une toux légère, qui diminuoit chaque jour.

Cet homme avoit subi plusieurs traitements différents avant d'en venir à la digitale, qui tous avoient été sans succès.

Obs. III. Juin 1799. Osmond, messager, d'un tempérament irritable acquis, ayant gagné un catarrhe violent en s'exposant au froid, éprouva, quelques semaines après, une toux sèche et vive, de l'oppression, de la chaleur fébrile et des frissons, des exacerbations et des sueurs nocturnes, une foiblesse extrême ; son pouls, dur et petit, donnoit 100 pulsations par minute ; il n'avoit point d'appétit. Ayant pris la teinture de digitale d'abord à quinze gouttes, deux fois par jour, en suivant d'ailleurs une diète nourrissante, au bout d'une quinzaine il fut libre de souffrances, et au-dessus de tous soins.

Obs. IV. Juin 1799. Pierre Ferrel, âgé de cinquante ans, attaqué, depuis plusieurs années, de douleurs périodiques de la poitrine, qui l'avoient fait considérer comme asthmatique, mais qui étoient probablement dues à des tubercules du poumon, étoit affecté, depuis peu, d'extrême difficulté de respirer, d'une toux très-violente, avec expectoration peu abondante d'une matière visqueuse, ayant l'aspect du pus, et quelquefois mêlée de sang. Il éprouvoit des paroxysmes de fébricule, des sueurs nocturnes, la perte de l'appétit : son pouls battoit 90 fois par minute, étoit dur et plein. Après avoir usé de la teinture de digitale pendant environ deux mois ; il s'en trouva si bien qu'il reprit son travail habituel, ne ressentant presque plus aucune incommodité.

Obs. V. Juillet 1799. Henry Hillman, âgé d'environ vingt-cinq ans, d'une foible constitution, d'un tempérament irritable, ayant la poitrine étroite, et la physionomie d'un phthisique, étoit attaqué, depuis six semaines, d'une petite toux sèche et fréquente, de douleurs passagères à la poitrine, de chaleur fébrile et de frissons, d'un sentiment d'ardeur brûlante à la plante des pieds, vers le soir, de foiblesse extrême. Son pouls, qui étoit petit, dur et foible, battoit 132 fois par minute. On lui administra d'abord de dix à vingt-sept gouttes de teinture de digitale, trois fois par jour; les symptômes fébriles diminuèrent, et l'appétit devint très-vif. On voulut en porter la dose à trente gouttes ; il y eut des nausées, et une réduction des battements du pouls ; on fut même obligé de discontinuer ce remède le 11 août, parce que l'estomac ne pouvoit plus le supporter, et qu'il augmentoit la foiblesse, malgré qu'on en eût diminué la quantité. On y substitua la teinture de genêt, et, vers le 13 octobre, le malade se trouva parfaitement guéri. Depuis la cessation de la digitale il s'étoit rétabli par degrés.

Obs. VI. Août 1799. Sara Cheshire, âgée de dix-huit ans, d'une foible constitution, d'un tempérament irritable, d'une complexion délicate, avec des yeux et des cheveux noirs, un beau teint, ayant eu plusieurs phthisiques dans sa famille, dépérissoit graduellement, depuis douze mois, par suite d'une petite toux fréquente, avec expectoration muqueuse, respiration difficile, chaleur fébrile, frissons irréguliers, pouls petit, foible et dur, donnant 92 pulsations par minute. Elle commença la teinture de digitale, à la dose de dix gouttes, trois fois par jour; elle la porta successivement à dix-huit et même vingt-cinq gouttes, sans éprouver de nausées. Tous les symptômes cédèrent par degré à l'administration de ce remède, qu'on discontinua le 13 octobre, époque à laquelle il avoit produit des nausées légères, et une guérison complète et brillante.

Le pouls ne fut point sensiblement retardé, mais ses battements devinrent plus souples, plus pleins et plus forts.

Obs. VII. Septembre 1799. Green, âgé de dix-huit ans, d'une constitution naturellement robuste, mais devenue irritable par maladie, étoit attaqué, depuis plus de six mois, de toux sèche et vive, avec oppression, douleurs de poitrine, points de côté, perte de l'appétit et des forces, amaigrissement; son pouls foible, petit et dur, étoit à 120 pulsations par minute. On lui donna dix gouttes de teinture de digitale, d'abord deux fois, ensuite trois fois par jour. Le 20, amélioration sensible, pouls à 94 battements, appétit nul; même dose dans une tasse d'infusion de bois de quassia. Le 2 octobre, le malade, ayant recouvré l'appétit, est parfaitement rétabli.

Obs. VIII. Mai 1799. Daniel Hansden, cocher, âgé de cinquante ans, dans le principe assez robuste, mais affoibli, souffroit, depuis plus d'un an et demi, d'une affection de la poitrine, caractérisée par la fièvre hectique, la toux, l'expectoration purulente, la respiration gênée, des douleurs aiguës qui traversoient momentanément et en divers sens les poumons, l'amaigrissement, etc. On regardoit son état comme désespéré. Il prit d'abord quinze gouttes de teinture de digitale; ensuite, et par degrés, il en porta la dose à trente gouttes, trois fois par jour, en suivant une diète nourrissante, et faisant des frictions fréquentes sur les régions du thorax et de l'estomac, préalablement humectées avec la même teinture. A peine une semaine s'étoit écoulée, qu'il y eut une amélioration sensible dans l'état du pouls et de la santé. On continua le même remède, dont les bons effets progressifs donnoient l'espoir de guérir le malade; mais, au bout de deux mois, tout le système en étoit tellement affecté, que le sujet ne pouvoit supporter plus de huit gouttes de sa teinture, et que dix gouttes l'auroient fait vomir. L'amendement produit se soutint pendant près d'un mois; ensuite rechute et mort.

Obs. XIV. Juin 1799. Eliza Pierce, âgée de vingt-quatre ans, d'une foible constitution, malade, depuis environ un an, d'une phthisie catarrhale devenue ulcéreuse, avec fièvre hectique, toux, expectoration purulente, sueurs colliquatives, respiration difficile, diarrhée, etc., éprouva un soulagement marqué de la teinture de digitale, prise intérieurement d'abord à quinze, ensuite à cinquante gouttes, et des frictions faites avec une brosse, de quatre en quatre heures, sur les régions du thorax et de l'estomac, préalablement humectées de cette teinture. Le soulagement ayant continué d'avoir lieu d'une manière très-sensible pendant près de deux mois, durant lesquels la digitale fut employée sans interruption; au bout de ce temps le bien-être acquis ne s'étant pas soutenu, et la maladie ayant repris son funeste ascendant, on essaya ce remède sous une autre forme (en infusion), sans effet notable. On lui substitua pour lors l'infusion saturée de jusquiame noire, qui produisit une sensation agréable de chaleur dans l'estomac, et de la tranquillité pendant la nuit, sans opérer la guérison.

G. Mossman, Observations on the medicinal Powers of the Digitalis, Bradford.

Une jeune femme, qui offroit quelques symptômes d'une affection morbifique du mésentère, et dont les pulsations de l'artère excédoient, depuis plusieurs mois, le nombre de 120 par minute, fut mise, par mes conseils, à l'usage de la digitale pendant plus de trois mois, durant lesquels le pouls ne s'éleva jamais au-dessus de 60, et descendit quelquefois à 40 battements par minute. A l'exception de la langueur accompagnée d'un léger assoupissement, et parfois d'un peu d'intermittence dans le pouls, de deux ou trois attaques de vomissement, qui se dissipèrent sans employer aucun médicament, elle n'éprouva nul autre symptôme désagréable. Elle prit plus de trois cents grains de digitale pendant que je la soignois; et je suis persuadé qu'il auroit été nécessaire que j'eusse continué de lui administrer cette plante jusqu'à ce qu'elle en eût pris trois mille grains. Par le moyen de ce remède, combiné avec une petite quantité de mercure doux, elle se rétablit par degrés, et elle jouit maintenant d'une excellente santé.

L'auteur rapporte cette observation pour prouver que, par l'emploi judicieux de la digitale, on peut ralentir la fréquence du pouls pendant des semaines et des mois, sans rien diminuer de sa force.

M. Beddoes, addition to Dr Fowler's Letter on Consomption, Clifton.

Obs. IV. Janvier 1799. Une dame, ayant les cheveux blonds et les yeux bleus, crachoit du pus et du mucus ; son pouls battoit de 108 à 120 fois par minute. Quand je la vis, elle ne présentoit aucun symptôme de fièvre hectique, à l'exception de sueurs nocturnes très-fréquentes ; mais elle avoit des coliques violentes, et rendoit sept à huit selles liquides dans les vingt-quatre heures. Elle avoit pris, pendant long-temps, deux cents à trois cents gouttes de laudanum chaque jour. L'extrait de bois de campêche à grande dose, le riz au lait, la gelée de corne de cerf sans mélange, avoient réduit les selles à une, deux, ou tout au plus trois par jour, et beaucoup diminué les douleurs de coliques. Au mois de janvier 1799 elle commença la décoction de digitale à demi-once, de six en six heures, et elle continua le laudanum comme à l'ordinaire. La septième prise produisit des vomissements bilieux ; le pouls descendit à 76 battements, et devint très-irrégulier. Après deux jours de suspension de ce remède, on en continua l'usage, dirigé de manière à ne produire aucun vomissement. La perte de l'appétit, avec un état de langueur assez considérable, et un sommeil presque continuel, en fut la suite pendant une quinzaine, mais sans réduction ultérieure du pouls, ou de l'expectoration. La malade éprouvoit parfois des nausées, et se plaignoit toujours de douleurs dans le canal intestinal ; la diarrhée n'augmentoit point. Ayant discontinué la digitale, elle sortit de son engourdissement, et se trouva dans un état de bien-être et de vivacité, accompagné d'un bon appétit. Supposant que j'avois donné ce remède trop largement, après une semaine d'interruption, je le prescrivis de nouveau à la dose d'un gros, de huit en huit heures ; mais malgré cela il produisit des nausées. Au bout de quinze jours environ les succès du Dr Drake avec la teinture de digitale vinrent aux oreilles des amis de cette malade ; ils désirèrent qu'on tentât ce moyen de guérison. Une lettre du Dr Drake me fit connoître sa méthode, d'après laquelle il oppose ingénieusement ce remède aux exacerbations de la fièvre hectique. A cette époque le pouls s'étoit élevé à 100 pulsations par minute, l'expectoration étoit comme avant l'usage de la décoction de digitale. Le 16 de février je prescrivis dix gouttes de teinture de cette plante, et j'en portai graduellement la dose à trente-quatre gouttes, deux fois par jour : on continua le laudanum comme auparavant. Le pouls descendit entre 85 et 90 battements. La deuxième prise de trente-quatre gouttes produisit des vomissements bilieux. Pendant tout ce temps la durée du sommeil avoit été plus longue, et l'appétit excellent : il n'y avoit point eu de sueurs nocturnes. Le vomissement dura deux jours, et l'on reprit la teinture à la dose de huit gouttes, *bis in die.* Comme il n'y avoit ni frissons, ni chaleur, ni autres symptômes de fièvre hectique, nous n'avions pas de raisons pour administrer cette teinture à des heures particulières. Croyant devoir donner ce remède à aussi haute dose que possible, sans occasionner de dérangement de l'estomac, on le porta successivement à vingt gouttes, trois fois par jour, et il provoqua pour lors un vomissement bilieux.

Afin de faire voir le rapport qui existoit entre les doses de la teinture et l'état du pouls, je vais présenter un extrait du journal de cette malade, en observant que, quoiqu'on eût l'intention de donner la digitale trois fois par jour s'il se manifestoit des nausées considérables, on ne l'administroit que deux, ou même une seule fois.

Samedi 9 *mars.* Dix-sept gouttes, trois fois en vingt-quatre heures.

Dimanche 10. Même prescription. Expectoration diminuée depuis jeudi, jour où la malade avoit vomi de la bile.

Lundi 11. Dix-sept gouttes le matin. — Vingt le tantôt ; nausées après cette dose ; pouls à 68 battements le matin ; — à 100 l'après-midi. — Expectoration augmentée.

Mardi 12. Quinze gouttes le matin ; — autant à

quatre heures, P. M. Pouls 86 le matin, — 68 à trois heures P. M.; — 80 à minuit.

Mercredi 13. Quinze gouttes à cinq heures A. M. — Seize gouttes à deux heures P. M. — Seize gouttes à minuit; pouls à 70, le matin; — 72, deux heures P. M. — 80, dans la nuit.

Jeudi 14. Dix-sept gouttes à onze heures A. M.; — autant à quatre heures P. M. — Même quantité à douze h.; pouls, 72 le matin; — 100 dans la nuit.

Vendredi 15. Dix-sept gouttes le matin; — autant à sept heures P. M. — Même dose à minuit; pouls, à 66 le matin; — à 78, dans la nuit. Je donnai ces deux dernières prises si près l'une de l'autre, parce que, dans la nuit précédente, le pouls avoit marqué 100 battements entre minuit et deux heures.

Samedi 16. Dix-sept gouttes le matin; — autant à sept heures P. M. et à minuit; pouls à 70 le matin; — à 80, à quatre heures P. M. — à 80 dans la nuit.

Dimanche 17. Dix-neuf gouttes le matin. — Dix-huit gouttes à sept heures P. M.; — autant dans la nuit; pouls, à 80 le matin; — *idem* la nuit.

Lundi 18. Dix-huit gouttes à dix heures, A. M. — Dix-huit gouttes à sept heures, P. M.; — Autant la nuit; pouls, à 86 le matin; — à 72, trois heures P. M.; — 98 à minuit.

Mardi 19. Dix-huit gouttes, trois fois dans le jour. Le pouls, à 80 le matin ; — à 98 deux heures P. M.

Tous ces jours il y eut plus ou moins de nausées, quoique l'appétit fût bon, et que la malade prît de la nourriture animale, avec un ou deux verres de vin, deux fois dans la journée. Aujourd'hui 19, les nausées ont été continuelles et plus considérables lorsque le pouls étoit à 98 battemens. L'expectoration, après beaucoup de variations, est presque la même qu'avant l'emploi de la teinture de digitale. La toux a varié, mais au total a été beaucoup moins forte avec, que sans ce remède. L'état des intestins a continué d'être le même, et en général les forces ont paru diminuées.

M. Beddoes on the Power and Ageney of Digitalis purpurea, London.

Obs. Ire. 1800. M. Charles Torin, âgé de vingt-deux ans, mince, ayant les cheveux noirs, le teint brun, après un crachement de sang, éprouva de la toux avec expectoration purulente, des frissons et des sueurs nocturnes, joint à cela de la difficulté à rester couché sur un de ses côtés. Son pouls battoit 112 fois par minute; et il étoit devenu maigre et foible. Avant de s'adresser au Dr Beddoes, il avoit été sous la direction d'un médecin à la mode, qui l'avoit tenu à une diète légère, et qui lui avoit fait prendre des remèdes acides et salins sans succès. La maladie dont il étoit atteint, ayant déjà causé de grands ravages dans sa famille, laissoit peu d'espoir de le guérir. Cependant on lui administra la teinture de digitale, qu'il prit chaque jour en variant les doses; et, les soirs, on lui fit prendre environ un grain d'opium. Au bout d'une quinzaine de jours les symptômes de sa maladie avoient sensiblement diminué; et, peu de temps après, la fièvre l'abandonna entièrement. Dans six semaines il eut presque récupéré toutes ses forces, et il ne lui restoit plus qu'une expectoration peu considérable, qui se dissipa en continuant encore pendant deux mois l'usage de la digitale. Plus d'un an après il étoit parfaitement rétabli, et s'embarqua pour les Indes orientales.

Obs. II. M^de^ J...., demeurant dans la rue de Harley, à Londres, ayant l'habitude du corps grêle, les cheveux bruns et les yeux noirs, après avoir éprouvé plusieurs hémoptysies assez considérables, et avoir été pendant quatre ans sous la direction d'un médecin de cette capitale, très en vogue, qui lui avoit fait faire de petites saignées répétées, l'avoit mise à une diète austère, et lui avoit prescrit bien des remèdes, se présenta au Dr Beddoes, en avril 1799, au dernier degré de la consomption, ses pieds étant œdémateux. Il lui ordonna la teinture de digitale de cinq à dix gouttes; et sa maladie diminua par degrés. Au bout de cinq semaines elle n'avoit plus la fièvre hectique; il ne lui restoit qu'une toux légère, avec expectoration en apparence purulente. Peu de temps après elle entra en convalescence; et, en continuant l'usage de la digitale, elle recouvra une assez bonne santé. Pendant l'été et l'hiver de 99, elle gagna souvent des rhumes que la digitale dissipa. Durant les chaleurs de 1800 elle eut une hémoptysie légère, qui, par le moyen de la digitale, n'eut pas de suites fâcheuses. En mars 1801 elle éprouva un catarrhe très-violent, mais qui se passa comme si elle n'avoit pas été phthisique auparavant. Deux ans après elle ne présentoit aucune trace d'affection de la poitrine.

The same Work, appendix, n° III.

Obs. III. Janvier 1801. M. James Paley, après avoir été indisposé et languissant pendant quelque temps, fut pris, au mois d'août 1800, d'une douleur au bas du sternum, qui augmenta beaucoup vers la fin de septembre, et à laquelle il donna le nom de spasme. En novembre le malade ressentit de la douleur au côté droit, et en décembre au côté gauche. Vers la fin de l'année son pouls donnoit 118 pulsations par minute; il éprouvoit des frissons suivis de chaleur et de sueurs nocturnes, étoit très-maigre et très-foible, et sa respiration devenoit très-courte au moindre mouvement. La digitale réduisit promptement le pouls à son état naturel, fit cesser la fièvre hectique, rendit les sueurs nocturnes moins fréquentes et moins copieuses, et y mit fin tout-à-fait dans le mois de mars. La foiblesse et l'amaigrissement cessèrent aussi de faire des progrès. La toux avoit un peu diminué, mais elle étoit encore assez forte pour augmenter la douleur. On appliqua un caustique au côté droit, qui emporta le mal en quelques semaines. Ensuite on lui substitua un vésicatoire sur le sternum. Vers la fin d'avril le malade avoit repris de l'embonpoint et des forces; mais la douleur et la toux étoient encore assez considérables pour faire craindre une rechute, si on ne les dissipoit; et elles paroissoient tenir à un vice de conformation.

Nota. Le Dr Beddoes a publié plusieurs autres observations sur l'usage de la digitale; mais il y en a qui sont beaucoup trop longues pour être insérées ici : dans d'autres ce remède n'a pas été employé seul.

Empoisonnement par la digitale, observé et guéri par le Dr Th. Beddoes, Med. Facts and Observat., vol. v.

Juillet 1793. Un individu foible et très-amaigri, attaqué d'anasarque et d'hydrothorax, prit par mégarde le double ou le quadruple d'infusion de digitale de ce qu'on lui en avoit ordonné. Il éprouva, pendant une grande partie de la nuit du mardi, des nausées qui augmentèrent si fort le mercredi matin, que, toutes les cinq ou dix minutes, il rejetoit une petite quantité de bile, avec des efforts terribles.

La foiblesse de ce malade, et la violence des effets de la digitale mal administrée, me donnoient d'autant moins d'espoir de le sauver, que j'en avois vu périr un beaucoup plus robuste par la même cause, lorsque j'étudiois en médecine. Cependant je me déterminai à lui faire prendre de l'opium, et je lui en prescrivis trois grains, en deux prises, à une heure d'intervalle l'une de l'autre ; après lesquelles j'ordonnai, toutes les heures, quinze gouttes de teinture thébaïque dans du vin de Porto, à prendre jusqu'à ce qu'il s'endormît.

Il en avala une assez grande quantité dans la soirée, et les vomissements étoient moins fréquents le lendemain matin; ils ne se manifestoient plus que de demi-heure en demi-heure, et quelquefois seulement au bout d'une heure : le malade dormoit entre chaque accès, et se réveilloit toujours avec des nausées. Je lui ordonnai alors soixante gouttes de teinture d'opium en lavement, trois doses de huit grains de poudre d'ipécacuanha composée (la même que celle de Dover) en pilules, et de l'extrait de ciguë, dans les intervalles de deux heures qui devoient séparer chaque dose. Je fis répéter le soir le lavement.

Pendant la nuit il eut une transpiration abondante, s'éveillant toujours avec des nausées; mais les vomissements étoient moins fréquents, et quelquefois accompagnés de hoquets.

Le vendredi, il cessa de vomir de la bile; et, comme il paroissoit être entièrement sous l'influence de l'opium, je ne lui prescrivis aucun remède.

Le samedi, il but de l'eau panée, dont son estomac s'accommoda fort bien; il n'eut point de malaise ce jour-là. Il avoit pu rester couché depuis le mercredi, ce qui lui étoit impossible auparavant; et ses pieds avoient un peu enflé vers le soir. Il commença ensuite à manger de bon appétit, et but presque une demi-bouteille de vin par jour. Il avoit suivi précédemment une diète très-austère. Je lui ordonnai le quinquina en substance, avec les aromatiques; il en prit environ une demi-once de deux jours l'un, pendant huit jours; le gonflement des pieds s'est dissipé; et depuis quelque temps il se trouve très-bien.

M. Chrestien, de la méthode ïatraleptique, Paris, 1811.

Obs. Un des hommes les plus estimables de notre ville (Montpellier) étoit atteint d'hydropisie ascite compliquée d'anasarque, dont le traitement offroit d'autant plus de difficulté, qu'il étoit presque impossible d'administrer par la bouche les remèdes qui paroissoient indiqués, à cause de la sensibilité excessive du sujet, concentrée dans la région épigastrique, et augmentée même par une tumeur, selon toute apparence, de nature squirrheuse.

Les frictions avec la teinture de digitale, si elles n'avoient pas été sans effet, n'avoient servi qu'à ralentir les progrès du mal, qui étoit cependant parvenu au point de faire craindre une mort prochaine. Ayant proposé à M. Méjan, médecin praticien du premier mérite, de notre ville, de faire l'essai de la décoction de digitale pourprée, injectée dans l'anus, il y consentit. La décoction fut préparée avec deux gros de cette plante pour quatre onces de colature, et employée trois fois le jour, au moyen d'une petite seringue à injection, qu'on ne vidoit qu'une seule fois à chaque opération. La dose de digitale fut de trois gros, en renouvelant la décoction, et enfin de demi-once. A peine la troisième dose fut-elle épuisée, qu'il survint un flux d'urine si considérable, que dans trente-six heures le malade en rendit vingt pintes. Les enflures se dissipèrent, et l'épanchement parut ne plus exister.

Quelques mois après cette heureuse crise, les mêmes phénomènes ayant reparu, l'emploi de la décoction de digitale à demi-once pour quatre onces de colature, eut le même succès que la première fois.

Quoique les enflures et l'épanchement ne se

fussent pas reproduits, quelques circonstances ayant fait croire au besoin d'augmenter le cours des urines, l'usage des injections fut repris, mais abandonné aussitôt, à cause de la trop grande quantité d'urine qu'elles provoquèrent, et qui fit craindre les suites d'un *diabétès* d'autant plus fâcheux, qu'on n'auroit pas pu l'attribuer à l'excès de boisson, le malade en prenant très-peu.

La décoction de digitale administrée en injections dans l'anus, m'a servi très-utilement dans un autre cas d'ascite.

M. V. L. Brera, Anatripsologia, etc. Pavia, 1800.

Obs. Ire. A la suite d'une dyssenterie occasionnée par des vers lombrics, il se manifesta chez un jeune enfant un œdème des membres inférieurs. A l'irritation produite par ces hôtes incommodes, et à la foiblesse, se joignit la dyssenterie, et cette maladie entretenoit l'œdématie des deux jambes, quoique les urines fussent abondantes. Il est bon de remarquer que l'enflure suivoit principalement le trajet des vaisseaux lymphatiques superficiels, et qu'elle étoit accompagnée de douleurs qui s'étendoient jusqu'aux glandes inguinales gonflées elles-mêmes et rénitentes, sans être enflammées. On prépara une pommade avec la graisse de porc, quinze grains d'opium, et vingt grains de feuilles de digitale pourprée réduites en poudre fine, après les avoir fait digérer, ainsi que l'opium, pendant plus de quarante heures dans du suc gastrique. On divisa cette dose en quatre parties; deux seulement furent employées; et en moins de six jours les glandes se dégonflèrent, et l'enflure fut dissipée.

Obs. II. Une enflure des extrémités inférieures, qui laissoit voir clairement qu'elle étoit le principe d'une anasarque, céda à un liniment dans lequel il entroit une bonne quantité de digitale *epiglottis* (1), et un peu de scille. Trente grains et plus de cette plante, et dix grains de scille, furent mis en digestion pendant vingt-quatre heures et au-delà, dans du suc gastrique. On fit trois frictions : deux sur les parties malades, afin de réveiller l'action languissante des vaisseaux lymphatiques, et d'augmenter l'absorption du fluide stagnant; et une seule sur la région lombaire, pour exciter les forces affoiblies des reins. Il fallut répéter trois fois la dose mentionnée; mais, à la seconde fois, les urines commencèrent à couler en plus grande quantité, et présentèrent un sédiment abondant. Le gonflement se dissipa en peu de jours, et l'œdème fut entièrement guéri.

---

(1) Cette digitale étoit cultivée par le célèbre botaniste M. le Dr Bellardi; il n'en avoit qu'un seul pied, qu'il voulut bien laisser dépouiller de ses feuilles pour un si noble usage.

Obs. III. A la suite d'une maladie aiguë de poitrine, il se manifesta une œdématie des jambes; et quelques mois après une anasarque qui chaque jour alloit croissant, et rendoit la respiration de plus en plus pénible et difficile. Le long des vaisseaux lymphatiques des extrémités, il y avoit çà et là des tumeurs dures et douloureuses qui, selon toute apparence, étoient la suite de la goutte. Les urines couloient; mais le gonflement et les duretés continuoient et augmentoient sensiblement. On fit un onguent avec trente-cinq grains de digitale jaune qu'on divisa en trois parties; avec la première portion on frictionna le dos du pied; avec la seconde, la partie interne des cuisses; et, avec la troisième, la région lombaire, en mettant deux heures d'intervalle entre chaque friction. Les urines que le malade rendit dans le second jour qui suivit l'emploi de ce remède, furent plus copieuses, troubles, sédimenteuses, sans produire de diminution de l'enflure et des tumeurs. On eut recours à une seconde dose, divisée et employée de la même manière que la première; et, dans moins de deux jours, les duretés et l'œdématie diminuèrent de plus de moitié; les urines étant encore plus troubles et déposant un sédiment plus considérable que dans le premier cas. Par le moyen d'une troisième dose frictionnée dans les mêmes endroits, l'enflure se dissipa entièrement, et les tumeurs disparurent. Il est bon de remarquer qu'avant l'usage de ce remède le malade éprouvoit une sensation vive et douloureuse de froid aux extrémités inférieures, dont il fut délivré. Cette cure brillante a été faite sous les yeux des Drs Allioni, Gianolio, et Camera.

Nota. Cette observation et les deux qui la précèdent sont du Dr Giulio; celle qui suit est de M. Brera.

Obs. IV. Dans les derniers jours de juin 1797, je parvins à guérir heureusement une jeune personne ascitique, âgée de douze à treize ans, en employant uniquement les frictions de digitale *epiglottis*, dissoute dans la salive. Je prescrivis, de quatre en quatre heures, une friction faite avec un scrupule de cette plante et un gros de salive. La malade, qui n'évacuoit avant cela que deux ou trois onces d'urine dans l'espace de vingt-quatre heures, après avoir fait usage des frictions, en rendoit quarante-cinq onces et plus dans une seule nuit.

Observations de l'Auteur.

Obs. Ire. 1804. Pierrette Frazier, âgée de vingt-cinq à trente ans, ayant l'habitude du corps grêle et mince, après avoir éprouvé la maladie appelée danse de Saint-Guy (*chorea Sancti-Witi*), dont je l'avois guérie, eut une fièvre intermittente qu'elle combattit par la saignée; six mois après, à la suite d'une couche, elle fut attaquée d'une hydropisie générale, ou anasarque. Lorsque je la vis, cette maladie avoit fait des progrès si considérables, que tout son corps étoit énorme, et qu'il y avoit épanchement dans les diverses cavités. Je lui ordonnai les feuilles fraîches de digitale en décoction, sans espoir de lui être d'une grande utilité par le moyen de ce remède. Elle en prit pendant plusieurs jours, mais sans succès ; car elle mourut bientôt après sans agonie, et tellement enflée que son corps étoit monstrueux.

Obs. II. 1805. La femme Broussard, âgée d'environ soixante ans, d'un tempérament lymphatique, ayant de l'embonpoint, et le corps volumineux, la respiration courte, la peau assez blanche, les yeux bleus, avoit été mère de plusieurs enfants. Depuis quelque temps elle souffroit de violentes douleurs de tête, et se trouvoit moins bien portante qu'à l'ordinaire. Dans le commencement de l'automne, elle éprouva des mouvements de fièvre irrégulière, et fut bientôt obligée de s'aliter ; ses urines couloient mal ; elle se plaignoit d'une douleur violente dans la région lombaire, et se trouva atteinte d'une enflure qui fit de si rapides progrès que tout son corps devint d'un volume extraordinaire, et qu'elle ne pouvoit rester couchée sans être menacée de suffocation. On lui avoit administré divers diurétiques, entre autres l'infusion d'hyssope avec l'oxymel scillitique, sans succès. Enfin son état offroit d'autant moins d'espoir de guérison, qu'elle étoit atteinte d'une diarrhée qui épuisoit ses forces, et augmentoit son mal. Je lui prescrivis la poudre de digitale dans des bols de diascordium, parce que j'avois à cœur de modérer et même d'arrêter sa diarrhée, qui, au lieu d'être salutaire, étoit nuisible. Il se fit chez elle une espèce de révolution qui fut accompagnée d'un état d'angoisse considérable, et qui alarma singulièrement tous les assistants. Cependant, au bout de vingt-quatre heures, et sous l'influence de la digitale, l'état d'angoisse se dissipa, au grand étonnement de tous ses parents qui la croyoient perdue; les urines commencèrent à couler, et, de jour en jour, la quantité en devint plus grande. La malade désenfloit sensiblement, et se trouvoit chaque jour mieux disposée et moins souffrante; bientôt elle put se tenir couchée sans crainte de suffocation; et à peine quinze jours s'étoient écoulés, qu'elle fut en pleine convalescence, et qu'on cessa l'usage de la digitale pour y substituer de légers toniques.

Obs. III. 1806. D...., tonnelier, âgé de cinquante et quelques années, à la suite d'une fièvre pituiteuse continue, traitée par une méthode perturbatrice, d'après laquelle on avoit administré, dès le principe de la maladie, le tartre émétique, ordonné des boissons aqueuses abondantes, et appliqué des vésicatoires à la partie antérieure des jambes, s'aperçut qu'il enfloit sensiblement. Il me fit appeler à cause de l'enflure qui l'inquiétoit, et parce que ses vésicatoires le faisoient considérablement souffrir. Je trouvai déjà l'enflure assez grande ; le ventre, dur et rénitent, offrant un épanchement de sérosité copieux ; les urines rares ; une toux fréquente, sur-tout le soir, avec expectoration difficile, et de la gêne dans la respiration. Les vésicatoires donnoient peu de chose, la plaie étoit pâle et tendoit à se cicatriser. Je les fis supprimer, parce qu'ils étoient sans utilité, et qu'ils causoient au malade des douleurs très-vives. J'ordonnai une tisane avec des racines apéritives et diurétiques, l'oxymel scillitique ; enfin les différents remèdes usités en pareil cas. Cependant le mal, au lieu de diminuer, faisoit des progrès rapides et effrayants. Malgré mes représentations le malade buvoit peu, parce qu'il n'étoit pas altéré, et que la boisson même, en petite quantité, lui gonfloit l'estomac et augmentoit singulièrement l'oppression et la gêne qu'il éprouvoit dans la respiration. La verge et le scrotum étoient infiltrés, et il paroissoit lui-même fort impatient et fort inquiet de se voir dans un état aussi alarmant. Ayant épuisé les diverses ressources que m'offroit l'art de guérir, j'eus recours à la digitale en frictions sur les cuisses et l'abdomen ; au bout de quelques jours les urines commencèrent à couler avec assez d'abondance, l'enflure diminua progressivement, et la guérison en fut la suite. Le malade a conservé, pendant plusieurs mois encore, de la douleur et de la foiblesse dans les jambes, de l'enflure aux pieds; mais, avec le progrès du temps, tous ces restes de sa maladie se sont dissipés; et depuis cinq à six ans il jouit d'une assez bonne santé.

Obs. IV. 1812. La femme d'un couvreur, âgée d'environ trente ans, d'une constitution assez robuste, et mère de plusieurs enfants, accouchée depuis deux mois et demi, ayant un nourrisson gras et bien portant, éprouva un chagrin violent et beaucoup de fatigue pendant le cours d'une maladie grave et longue dont son mari fut atteint; peu de temps après elle perdit l'appétit, et son lait diminua considérablement, malgré qu'elle continuât toujours de donner le sein à son enfant; enfin elle fut attaquée d'une fièvre vive, qui débuta par le frisson, la céphalalgie, l'insomnie, etc. Elle fit usage, d'après mes conseils, de limonade végétale, de tisanes nitrées, parce qu'elle éprouvoit de la difficulté d'uriner, et de bouillons légèrement apéritifs. A l'aide de ces moyens simples, la violence de la fièvre se calma un peu, la malade se trouvoit même assez bien depuis quelques jours, quoique son lait se fût tari presque entièrement, et me prioit de lui permettre de donner son fils à une autre nourrice, parce qu'il la fatiguoit beaucoup et l'empêchoit de reposer les nuits par ses cris. Déjà elle se croyoit convalescente, lorsqu'elle sentit ses membres devenir moins souples qu'ils n'étoient auparavant, et qu'elle éprouva une pesanteur générale de tout le corps accompagnée d'une soif vive, et pour ainsi dire inextinguible, et de vomissements fréquents; (sa maison étoit adossée à la levée d'un étang et environnée d'eau). Elle s'aperçut bientôt que la roideur de ses membres et la pesanteur de son corps étoient dues à une enflure qui faisoit des progrès très-rapides, et qui devenoit pour elle très-inquiétante. Je lui prescrivis divers remèdes diurétiques, et une tisane avec un sel neutre purgatif; mais son estomac ne put rien supporter, et elle vomissoit le bouillon et les autres boissons qu'elle prenoit avec le plus d'avidité, aussitôt après les avoir avalées. Je défendis, malgré ses instances réitérées, de lui donner à boire aussi souvent qu'elle le désiroit (1), afin de lui épargner des vomissements violents, qui lui auroient singulièrement fatigué l'estomac, et je lui administrai la poudre de digitale pourprée dans du sirop de fleurs d'orange, d'abord à un demi-grain deux fois par jour, et ensuite à plus haute dose. Ce remède, qui, contre mon attente, ne fut point rejeté par le vomissement, et qui fit rendre deux grands vers lombrics, poussa aux urines, diminua promptement l'enflure, et par conséquent l'état de souffrance

---

(1) Je n'ai jamais vu une soif aussi vive, et que rien ne pouvoit étancher. Cette femme n'avoit pas sitôt quitté le verre qu'elle vouloit boire de nouveau, et buvoit toujours avec la même avidité et le même plaisir.

et d'angoisse de la malade, et finit par la guérir entièrement. Sa convalescence fut longue et difficile; mais je parvins, à l'aide d'un régime approprié, du vin pris modérément, de légers toniques, à lui rendre complètement la santé.

Obs. V. 1808. La femme Millereau, âgée de trente-un ans, après s'être adressée à plusieurs gens de l'art, pour une maladie dont elle étoit atteinte, et qui avoit son siége dans l'abdomen, consulta une espèce de charlatan grossier, homme de la campagne, qui n'avoit jamais soigné que des bœufs ou des chevaux. Ce soi-disant médecin lui ordonna une tisane de sa composition, et dans laquelle entroit la digitale pourprée. Cette femme n'eut pas fait usage de cette boisson pendant un jour et demi, qu'elle éprouva des vomissements violents, qu'elle fut purgée fortement, et qu'elle eut même des défaillances et un sentiment d'angoisse inexprimable. Ayant été demandé pour lui donner des secours, je m'informai soigneusement de ce qu'elle avoit pris antérieurement, soit pour aliments, soit en boissons. Son mari m'avoua qu'elle avoit bu plusieurs verres d'une tisane qu'il me montra, ainsi que les ingrédients dont elle étoit composée. Je reconnus bientôt que les feuilles de digitale pourprée y entroient en assez grande quantité pour produire les accidents dont j'étois témoin, et l'état du pouls me l'auroit, pour ainsi dire, fait deviner. Je fis jeter sur le champ cette boisson délétère ; je prescrivis une infusion théiforme de fleurs de tilleul et de feuilles de mélisse avec un sirop acide ; une potion d'eau de cannelle, de fleurs d'orange avec l'éther sulfurique ; du bouillon gras, du vin en petite quantité : et, par le moyen de ces remèdes, la malade fut bientôt remise de l'empoisonnement que lui avoit causé son ignorant guérisseur.

Nota. Je n'ai point inséré parmi les observations qui précèdent celles du Dr Trousset et de plusieurs autres médecins françois*, parce qu'elles sont assez connues, ou que l'on peut facilement en prendre communication. Il m'auroit été bien facile d'en rapporter un plus grand nombre des miennes ; mais, outre que j'aurois beaucoup trop grossi cet ouvrage, qui est déjà assez volumineux, j'ai dit les raisons pour lesquelles je m'étois abstenu de le faire, et il est inutile que je les répète. Dans le nombre de celles (observations) que j'ai empruntées aux médecins anglois, j'ai plutôt choisi les moins longues que les plus avantageuses. Il y en a qui sont d'une telle étendue, qu'il m'auroit été impossible de les admettre ici, à moins de faire un volume énorme, attendu qu'elles sont assez multipliées.

* MM. Vassal, Rogery, Archbold-Aspold.

Appréciation des différentes figures représentant la digitale pourprée.

Tournefort (*Inst. R. H.*, tom. II, tab. 73.) a donné les diverses parties détachées de la fleur, et du fruit qui lui succède ; il en a représenté différentes coupes, au moyen desquelles on peut prendre une connoissance assez exacte de toutes ces parties. Sa figure est bonne sans être parfaite.

Bulliard, dans son ouvrage intitulé *Herbier de la France*, pl. 21, a inséré une figure coloriée représentant la digitale, c'est-à-dire, seulement le sommet de sa tige. Il a placé une feuille détachée à côté, avec la coupe de la fleur et du fruit. Dans cette figure les fleurs sont trop entassées au sommet de la tige ; les capsules sont bonnes ; la feuille n'a pas les dentelures assez prononcées ; les taches œilletées sont mal faites.

M. de Lamarck, qui a rédigé la partie botanique de l'Encyclopédie méthodique, a représenté en noir, dans le volume II des planches, tab. 525, la digitale pourprée. La figure qu'il en a donnée a l'inconvénient de n'offrir que trois ou quatre fleurs en boutons (1) à la partie supérieure de la tige ; la tige elle-même est trop menue, et les fleurs sont trop écartées; les feuilles sur-tout ont le défaut d'être trop pointues et mal dentées.

Je m'étois moi-même appliqué à dessiner la digitale d'après nature, et j'avois cherché à éviter, autant que possible, les défauts dans lesquels sont tombés ceux qui m'ont précédé. La figure qui en étoit résultée ne me paroissoit point mauvaise; cependant, lorsque je l'ai comparée avec celle que M. van Spaëndonck a fait graver *in-folio*, j'ai donné sans balancer la préférence à celle de ce professeur célèbre, dont j'ai eu l'avantage de recevoir quelques leçons. C'est bien le port de la digitale, son *facies*. Il est dommage que les feuilles soient trop richement dessinées, et qu'elles paroissent satinées; que d'ailleurs la grandeur de la plante n'ait pas permis de la représenter toute entière. Malgré ces inconvénients légers, c'est la meilleure figure de cette herbe que je connoisse.

J'ai vu, dans les vélins du Muséum d'Histoire naturelle, une assez belle et fort bonne figure de la digitale pourprée, mais elle n'a pas été gravée;

(1) Pour suppléer à ce défaut, la figure est accompagnée de quelques fleurs détachées dont la corolle est trop évasée, et dont les taches sont trop petites et trop nombreuses.

la seule imperfection que j'y trouverois, c'est que sa tige paroît ronde et luisante comme celle d'une liliacée, et que ses feuilles présentent à peu près le même défaut : du reste ces feuilles sont bien faites, et disposées comme elles doivent l'être.

SENTENCES D'HIPPOCRATE,

TIRÉES DES PRÉNOTIONS DE COS,

Traduites du grec par l'Auteur de cet Essai (1).

I.

Οἱ πυκνὰ ἐφιδροῦντες, καὶ ἐπιῤῥιγεόντες, ὀλέθριον· καὶ ἐπὶ τῇσι τελευτῇσιν ἀναφαίνονται ἐμπύημα ἔχοντες, καὶ κοιλίας ταραχώδεας.

X.

Malheur à ceux qui ont souvent de petites sueurs suivies de frissons (2) ; ils finissent par tomber dans la suppuration, et leur ventre se lâche avec trouble.

Iα.

Τὰ εκ νώτε ῥίγεα δυσφορώτερα· ὃς δ' ἂν ἑπ]α καὶ δεκάτη ῥιγώσας, τετάρτη καὶ εἰκοςῇ ἐπιῤῥιγοῖ, δύσκολον.

X I.

Les frissons qui partent du dos sont les plus graves et les plus pénibles : celui qui en est atteint le dix-septième et le vingt-quatrième jour, est dans une position défavorable.

(1) Ces sentences d'Hippocrate, dans la première et la deuxième éditions, se trouvoient à la suite de plusieurs propositions sur différentes branches de la médecine; elles avoient été choisies et données à l'Auteur par feu le prof. Peyrilhe. Comme la traduction françoise fut approuvée par les juges auxquels elle avoit été soumise, on l'a rapportée ici sans nulle prétention : les propositions ont été omises, parce que l'Auteur a dessein de leur donner un certain développement.

(2) Rendre avec M. Lefebvre de Villebrune, Ρῖγος ou *Rigor* par rigueur, c'est employer un mot dans une acception qu'on ne lui a jamais donnée, même en médecine.

Ιβ.

Οἱ φρικώδεες κεφαλαλγικοὶ, ἐφιδρῶντες, κακοηθέες.

XII.

Ceux qui ont des frissonnements, des céphalalgies, et des sueurs partielles, sont dans un état fâcheux.

Ιγ.

Οἱ φρικώδεες ἐφιδρῶντες, πολλῷ δύσκολοί.

XIII.

Ceux qui ont des frissonnements et suent beaucoup, ne sont point sans danger.

Ιδ.

Τὰ πολλὰ νωθρώδεα ῥίγεα, κακοήθεα.

XIV.

Les frissons fréquents avec torpeur sont d'un funeste présage.

Ιε.

Οἷσιν ἑκταίοισι ῥίγεα γίνεται, δύσκριτον.

X V.

Les frissons qui ont lieu le sixième jour, laissent peu d'espoir d'une crise heureuse.

Ις.

Οκόσοισι φρικαὶ πυκναί ὑγιαίνουσιν, οὗ τοι ἐξ αἵματος ῥύσιος ἐκποισκονται.

XVI.

Les horripilations fréquentes chez les personnes saines (*c'est-à-dire sans fièvre, ou maladie apparente*), dénotent que la suppuration succédera à l'hémorrhagie, si cette dernière a lieu.

ou bien,

Ceux qui, à l'issue d'une maladie, ont des frissonnements fréquents, courent les risques, s'il leur arrive une hémorrhagie, de tomber dans la suppuration (1).

---

(1) Cette dernière version, quoique moins conforme au texte grec que la précédente, paroît cependant la plus raisonnable.

FIN.

Autres ouvrages du même Auteur.

Remarques sur l'Hydrocéphale interne, ou Hydropisie des ventricules du cerveau, trad. de l'anglois de John Fothergill, avec des notes et additions du traducteur. *Paris*, 1807, *in*-8. 1 fr.

Traité de la Fièvre simple, par G. Fordyce, M. D. membre de la Société Royale de Londres, etc., etc., trad. de l'anglois sur la deuxième édition, avec des notes du traducteur. *Paris*, 1812, *in*-8.

Ouvrages non encore imprimés.

Observations sur les Maladies épidémiques de Minorque, précédées d'un Exposé succinct sur la nature du climat, les habitants, les productions, etc., de cette île, par Georges Cleghorn, trad. de l'anglois par le même.

Mémoire et Observations sur le Venin de la Vipère, ou Méthode sûre et facile de se traiter et de se guérir soi-même de la morsure de ce reptile venimeux; ouvrage dans lequel on discute les diverses opinions des auteurs, et entre autres celles du célèbre F. Fontana, etc.

www.ingramcontent.com/pod-product-compliance
Ingram Content Group UK Ltd.
Pitfield, Milton Keynes, MK11 3LW, UK
UKHW021103270726
13993UKWH00006B/284

9 782329 321301